어서 와! 간단키토는 처음이지?

어서 와! 간단키토는 처음이지?

1판 1쇄 발행 2023년 12월 18일

지은이 아놀드 홍, 이영훈

펴낸곳 북드림 | 펴낸이 이수정

편집 김재철 | 교정교열 신정진

표지 디자인 디자인 경놈 | 본문 디자인 슬로스

캐릭터 일러스트 최세미 | 일러스트 천소, 셔터스톡

등록 제2020-000127호

전화 02-463-6613 | 팩스 070-5110-1274

e-mail bookdream@bookdream.kr

ISBN 979-11-91509-44-1 (03510)

※ 파본은 구입처에서 교환해 드립니다.

※ 책값은 뒤표지에 있습니다.

어서 와! 간단키토는 처음이지?

아놀드 홍 · 이영훈 지음

북드림

100일을 투자해 건강과 다이어트에 모두 성공한 사람들

건강을 되찾고 다이어트에도 성공하고 싶다는 사람들에게 나는 "인생의 0.3%만 투자하라"고 말한다. 사람이 80세를 산다고 가정했을 때 0.3%는 약 100일이다. 100일간 규칙적인 생활의 중요성, 건강한 음식의 중요성, 습관적으로 움직이는 생활 습관의 중요성을 깨달으면 평생 건강한 몸, 균형 잡힌 몸을 유지할 수 있다. 인생의 0.3% 시간을 투자해 간단키토로 스스로를 변화시킨 사람들의 이야기를 소개한다.

11kg 감량!

체중 감량 후 자신감을 회복한 여대생들

모 여대에 재학 중인 동갑내기 친구는 여름 방학 기간 동안 '100일간의 약속'에 참가해 운동과 식이요법을 병행함으로써 각각 10kg, 11kg 감량에 성공했다. 학업과 취업 준비로 장시간 앉아 있다 보니 활동량이 줄어들어 살이 찌고 건강에까지 문제가 생겼던 두 사람은 "이전에는 수업 중 발표를 할 때 자신감이 없었는데 감량에 성공하고 건강해지니 늘 자신감이 넘친다"고 말한다. 건강 관리, 몸 관리 또한 취업 준비에서 꼭 챙겨야 하는 스팩이라는 것이 두 사람의 얘기다.

여성, 20대

24.5kg 감량!

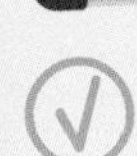

건강을 되찾은 개그우먼

체중 101kg, 체지방량 45.4kg, 체지방률 44.5%. 개그우먼으로 확실한 캐릭터를 만들고자 살을 찌웠던 K는 인기는 얻었지만 건강검진 결과를 받아 들고 충격에 빠졌다. 대사증후군, 고지혈증에 '헌혈 부적격' 판정까지 받은 것이다. 다이어트를 결심하고 '100일간의 약속'에 참가한 그는 체중 76.4kg, 체지방량 17.9kg, 체지방률 23.5%로 프로젝트를 마쳤다. 30년 평생을 비만으로 살아 온 그는 규칙적인 생활, 충분한 수면만으로 눈에 띄게 살이 빠지는 것을 경험했고, 스트레스 받지 않고 건강한 음식을 먹는 것이 얼마나 중요한지 깨달았다. K는 건강을 되찾은 데서 한발 더 나아가 점핑 피트니스 강사로 활동 중이다.

여성, 30대

주부에서 몸짱 피트니스 모델로

여성, 30대

어린 시절부터 비만이었던 K는 15세에 이미 체중 90kg에 육박했고, 늘 놀림의 대상이 되었다. K는 비만에서 벗어나고자 안 해 본 다이어트가 없었고, 지방 흡입술을 받기까지 했다.

두 아이의 엄마인 K는 '100일간의 약속'을 통해 간헐적 단식을 알게 되면서 다이어트에 성공한 것을 넘어 새 삶을 얻었다고 말한다. "세상에는 잘못된 다이어트 상식이 너무 많다. 간헐적 단식은 수많은 시행착오 끝에 찾은 내 평생의 라이프 스타일이다"고 말하는 K는 피트니스 모델로도 활동하고 있다.

25kg 감량!

돼지 아빠에서 슈퍼맨 아빠로

25kg 감량!

프리랜서 마케터로 활동하던 K는 불규칙한 생활과 잦은 술자리 때문에 몸무게가 106kg에 이르렀고 딸에게 "돼지아빠"로 불리게 되었다.

'100일간의 약속'에 참가한 뒤 운동 장소까지 매일 걸어갔고, 처음 1시간 40분 걸리던 게 프로젝트 막바지에는 40분으로 단축되었고 체중은 81kg이 되었다. "각자의 생활방식과 일상의 움직임만 활용해도 효과적인 다이어트를 할 수 있다. 습관을 만드는 것이 중요하다"는 것이 K가 직접 체험한 건강다이어트 비법이다. 돼지 아빠는 슈퍼맨 아빠로 불리게 됐고, 100일간의 약속 건강 멘토로 참여하기도 했다.

남성, 40대

취재와 체험을 병행한 건강 전문 기자

8.7kg 감량!

'100일간의 약속' 참가자들의 놀라운 감량 스토리가 화제가 되자 직접 체험하기 위해 뛰어든 모 일간지 건강 담당 W 기자는 처음에는 맨몸 운동만으로 이루어진 운동 스케줄에 의구심이 적지 않았다. 하지만 동작이 정확해지고 익숙해질수록 운동의 효과가 몸으로 느껴졌고, 물음표는 점점 느낌표로 바뀌어 갔다. 또 과도한 당질 섭취를 피하면서 20:4 간헐적 단식을 실천했고, 충분한 수면을 유지하려고 노력했다. 그 결과, 한 달 만에 체지방률이 5.3% 줄었고, 체중은 8.7kg 감량되는 결과를 보았다.

남성, 30대

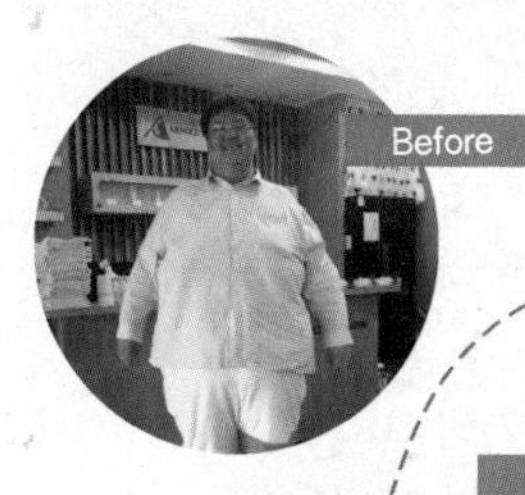

Before

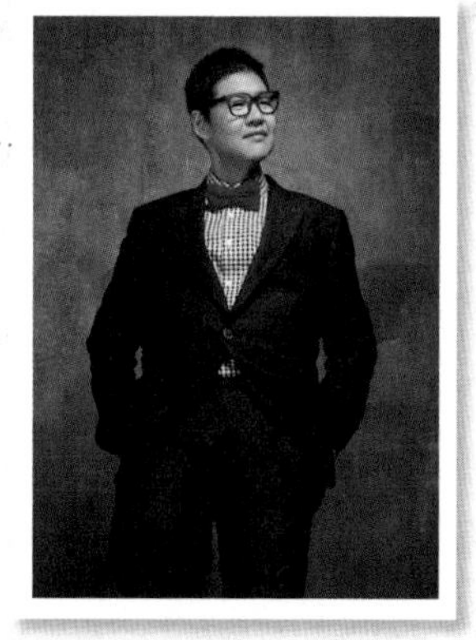

After

100kg을 감량한 20대 청년

남성, 20대

20대 청년 D는 185kg이라는 엄청난 체중 때문에 취업도 포기한 채 살고 있었다. 너무 뚱뚱하다는 이유로 할머니 장례식장에서 쫓겨나는 경험도 했다. 20대에 벌써 고혈압, 당뇨 등 각종 질병으로 고통받던 D는 '100일간의 약속'에 참가해 50kg을 감량했고, 허리 사이즈가 50cm나 줄었다. D가 다이어트 약이나 식품을 먹은 것은 아니다. 그저 한식 위주의 건강한 식단과 간헐적 단식, 규칙적인 운동만으로 50kg 감량에 성공했고, 오랫동안 그를 괴롭히던 고혈압과 당뇨에서도 해방되었다. D는 이후에도 꾸준히 건강한 식생활과 운동을 유지해 체중 85kg의 몸을 만드는 데 성공했다.

50kg 감량!

| 프롤로그 1 |

간단키토의 놀라운 효과를 경험해 보세요!

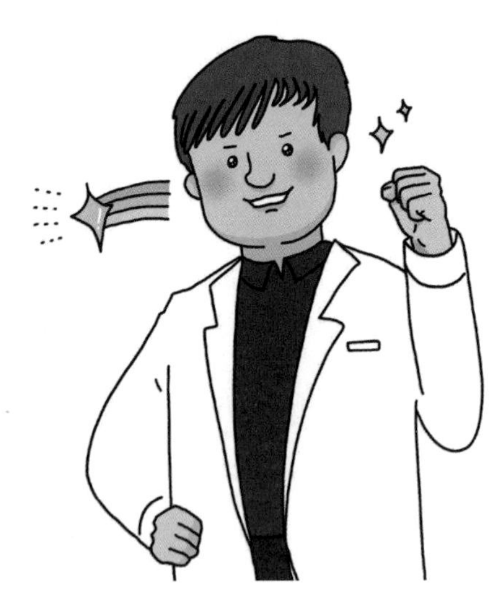

"식사하셨어요?", "점심 맛있게 드세요" 우리나라에는 유난히 식사에 관한 인사가 많다. 가났했던 나라, 먹고살기 힘들었던 시기를 오랫동안 거친 탓일지도 모른다. 그 시절에는 배 속을 무언가로 채우는 것이 가장 큰 행복이었으리라. 하지만 지금은 다르다. 칼로리와 영양소 섭취는 과잉 상태고 이로 인해 각종 질환을 달고 사는 시대가 되었다. 따라서 현대인은 속을 채우는 습관보다 비우는 습관을 가지는 것을 고민해야 한다. 현대인에게 단식은 심신에 휴식을 주는 하나의 방법이다.

단식 및 간헐적 단식을 통한 체중 관리의 이점과 건강 증진 효과는 예전부터 꾸준히 소개되어 왔다. TV에 연예인이 나와 6시 이후에는 음식을 먹지 않으며 아침은 커피 한 잔으로 때운다고 다이어트 비법을 말하는 것을 한 번쯤 들어봤을 것이다. 쉽게 말하자면 이것이 바로 간헐적 단식의 한 방법이다. 하지만 일반식(탄수화물식)을 하면서 무턱대고 끼니를 줄이는 것은 누구나 쉽게 선택할 수 있는 일이 아니었다. 삼시 세끼라는 전통적인 식사법도 걸림돌이 되었지만 배고픔을 참는다는 것이 그리 쉬운 일이 아니었기에.

하지만 저탄고지식, 저탄수화물식과 함께라면 얘기가 달라진다. 식사를 할 수 있는 시간에 한 끼든 두 끼든 저탄고지식으로 충분히 먹으면 공복을 견디는 것이 생각보다 쉽다. 저탄고지식은 혈당을 안정적으로 지속시키므로 허기짐과 피로감이 일반식에 비해 훨씬 덜하기 때문이다. 그래서 저탄고지 식단을 하면서는 간헐적 단식을 어렵지 않게 실천할 수 있다.

그리고 간헐적 단식을 하면서 저탄고지 식단을 베이스로 삼으면 체중 감량의 효과도 탁월하다. 많은 사람이 저탄고지 식단을 하면서 건강해진 것은 크게 느끼나 체중 감량의 속도는 더디다고 말하곤 하는데 지병이 있지 않은 한 너무 많이 먹는 것이 큰 원인 중 하나라고 할 수 있을 것이다. 좋은 음식이라도 너무 많이 먹으면 탈이 날 수밖에 없다. 간헐적 단식은 음식을 적당히 먹을 수 있게 해주는 가장 좋은 다이어트 방법이다. 그러니 건강을 해치지 않으면서 살도 빼는 방법으로 1일 1식이 됐든 16:8이 됐든 간헐적 단식을 저탄고지 식단과 병행하라는 것이 이 책의 키포인트다. 여기에 최고의 헬스 트레이너가 제안하는 실패하기 어려운 생활 수칙과 간단하지만 효과가 뛰어난 운동법까지 다루고 있어 이 한 권의 책에 다이어트의 모든 것을 담았다고 감히 소개하고 싶다.

건강을 위한 실천은 쉽지 않다. 한 번쯤 삐딱선을 탔다가 곧바로 돌아오는 사람이 있는 반면, 1~2년이 지나 건강을 망치고 나서야 다시 시작하기도 한다. 둘의 차이는 그 시간의 차이만큼이나 적지 않다. 그런데 내가 저탄고지 식단을 소개하고 여러 사람들을 만나면서 느낀 점이 있다. 저탄고지 식단으로 건강을 되찾았던 이들은 삐딱선을 탔다가도 금방 다시 돌아온다는 점이다. 한번 도달해 본 그 건강함의 매력을 뿌리칠 수 없었기 때문일 것이다.

간헐적 단식과 저탄고지 식단을 라이프스타일로 만드는 데 가장 도움이 되지 않는 것은 '급한 마음'이다. 내 몸의 메시지에 귀 기울이며 욕심내지 말고 실천할 수 있을 만큼 한 걸음 한 걸음씩 나아가자. 가다 못 가면 잠시 쉬어도 괜찮고 다시 돌아오면 그만이다. 시험을 치는 것도 아니고 누가 시키는 것도 아닌데 높은 잣대를 들이대며 자신을 몰아붙일 이유가 없다.

이 책의 집필 과정에서 가장 염두에 둔 것은 보다 쉽고 빠르게 간헐적 단식과 저탄고지 식단에 접근할 수 있도록 하자는 것이었다. 하지만 기본적인 지식을 간과한다면 “지방을 많이 먹으라니 말이 돼?”, “하루 세끼를 챙겨 먹지 않으면 위장이 나빠져!”라는 잘못된 건강 상식에서 비롯된 질문에 제대로 된 대답도 할 수 없고 자기 확신을 갖기도 어렵다. 믿음은 가장 중요한 실천 무기라 할 수 있다. 그래서 다소 어려운 이야기일지라도 내가 하고 있는 식단이 어떤 의학적 근거를 갖고 있는지는 간략하게나마 훑어보고 넘어갈 수 있도록 정리해 두었다. 이 내용이 이후 크고 작은 난관에 부딪힐 때 도움이 될 것이다.

처음 간헐적 단식과 저탄고지 식단을 접하는 독자들에게는 쉬운 입문서가 되기를, 이미 진행해 온 독자들에겐 건강을 향한 길에서 자신을 점검하고 돌아보는 계기가 되기를 바란다.

2023년 겨울, 이영훈

『기적의 식단』, 『잠든 당신의 뇌를 깨워라』 저자, 이영안과 원장

| 프롤로그 2 |

왜 '간단키토'인가? 지금 시작하자!

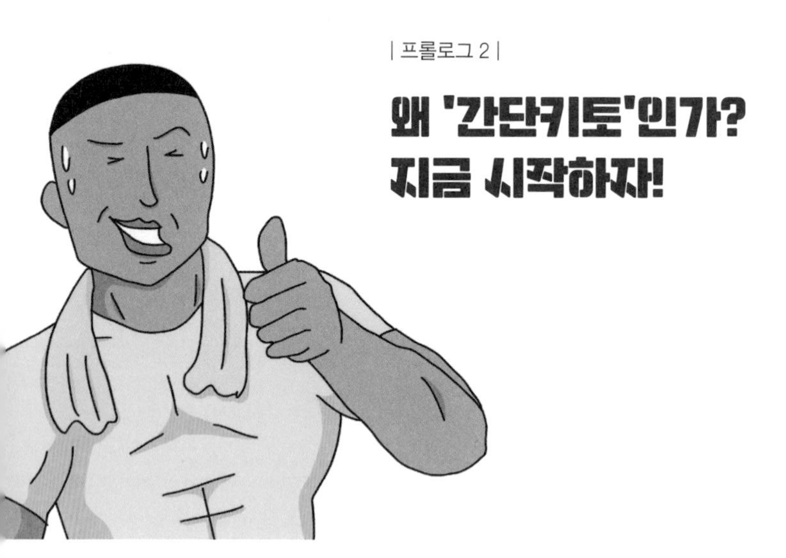

'간단키토가 뭐지?' 생소한 분들이 적지 않을 것이다. 간단키토는 간헐적 단식과 키토제닉(저탄수화물 고지방) 다이어트(이하 저탄고지)를 동시에 진행하는 식단을 말한다. "한 가지만 하기도 힘든데 두 가지를 동시에 하라고?" 되물을 수도 있겠다.

하지만 두 식단을 병행했을 때 우리 몸은 정말 드라마틱하게 바뀐다. 그리고 간헐적 단식은 언제 먹고 언제 쉴 것인가에 핵심이 있고 저탄고지 식단은 무엇을 먹을 것인가가 핵심이라 할 수 있으니 두 식단을 동시에 진행하는 것은 아무런 무리가 없다. 오히려 최고와 최고의 조합이다.

우선 간헐적 단식에 대해 말하자면 체중 감량에 탁월한 효과를 주는 동시에 우리 몸에 휴식을 주는 식단이다. 평상시 자신의 식습관대로 진행할 수 있다는 점 때문에 누구나 쉽게 도전할 수 있다. 단, 단식 시간을 정해 놓고 시작하기 때문에 먹는 시간에 제대로 식사를 못하면 영양소가 부족해져 저칼로리 다이어트와 비슷한 문제가 생길 수 있다는 점을 유의해야 한다.

가장 인기 많은 16:8 단식을 기준으로 설명하면 저녁 8시 이후부터 단식 시간을 16시간 유지한다고 할 때 다음 날 낮 12시부터 저녁 8시 전까지 하루 필요한 영양소를 충분히 섭취해야 한다. 그런데 바쁘다고 이 시간에 식사를 충분히 하지 못한 채 저녁 8시 이후 간헐적 단식을 하면 영양 결핍 상태가 될 수 있다는 말이다.

간헐적 단식을 하면서 어떤 식단을 선택하느냐도 굉장히 중요한 포인트이다. 간헐적 단식을 라이프스타일로 오래 이어갈 수 있느냐를 좌우하는 핵심 요인이 식단이기 때문이다. 긴 공복 시간을 참고 견디려면 식욕을 제어하는 게 중요하다고 생각할 것이다. '난 의지가 약해서 안 돼'라며 포기하는 사람도 있을 텐데, 식욕 조절의 문제는 자신의 의지만으로는 해결할 수 없다. 배가 고프다는 건 의지 문제가 아니라, 영양소가 부족하다는 신호이기 때문이다. (물론 호르몬 문제일 수도 있지만 이건 3장에서 충분히 설명할 것이다.)

SBS 스페셜 끼니반란-간헐적 단식

내가 처음 간헐적 단식을 시작한 이유는 〈SBS 스페셜 끼니반란-간헐적 단식〉에서 소개한 "간헐적 단식을 하면서 운동해도 근육이 줄지 않으며 오히려 근육 대사에 활력이 생긴다"는 주장이 사실인지 확인해 보고 싶어서였다. 궁금한 것이 있으면 몸으로 직접 해봐야 직성이 풀리는 성격이라 과감히 간헐적 단식을 시작했다. 간헐적 단식을 통해 가볍게 먹으면서도 근육을 유지할 수 있음을 경험했고 이때부터 거의 하루도 빠짐없이 아침을 거르고 공복 운동을 해오고 있다.

사실 보디빌딩 선수 시절의 경험이 간헐적 단식의 효과를 크게 느끼게 해주었다. 선수 생활을 할 때는 대회 전에 근육량을 늘리기 위해 살을 찌우고, 대회가 임박하면 급격히 체중을 줄이기 위해 수분을 빼며 절식하는 것을 반복했기 때문에 몸에 상당히 무리가 갔다. 부끄럽지만 한때는 몸을 유지하기 힘들어 약물의 힘을 빌리기도 했다. 그렇지만 간헐적 단식 이후 건강하게 운동하는 것의 소중함을 정말 크게 느꼈다.

그런데 간헐적 단식을 실천하던 중 한 가지 고민에 맞닥뜨렸다. 처음 몇 년간은 체지방이 줄고 근육량도 유지되었지만 어느 정도 시간이 지나니 슬금슬금 체중이 느는 것이 아닌가. 나뿐만 아니라 간헐적 단식을 잘 유지하는 다른 사람들도 이런 상황에 처하는 것을 심심찮게 목격할 수 있었다.

왜 그럴까? 지나온 과정을 되짚어보고 공부도 하다 보니 '양질의 식재료로 제대로 된 음식을 먹는다'는 초심이 흔들렸던 게 문제라는 결론에 도달했다. '나는 직업이 직업인지라 운동이라도 거르지 않고 매일 했지만, 운동하지 않는 사람들은 체중 증가 속도가 더 빠르지 않았을까?' 여기까지 생각이 미치자 무엇을 어떻게 먹으면 좋을지 식단 가이드가 필요함을 깨닫게 되었다.

뭔가 조치가 필요하다는 생각이 점점 강해지던 무렵, 저탄고지 다이어트를 주제로 한 MBC 다큐멘터리 〈지방의 누명〉을 접하게 되었는데 '이것이야말로 완성형 다이어트로 가는 길이구나!' 하는 확신이 들었다. 미로 속을 헤매다 길을 찾은 기분이었다.

충격 그 자체였던 MBC 지방의 누명

2016년 MBC 다큐멘터리 〈지방의 누명〉이 방영되자, 지방을 먹어도 살이 찌지 않고 오히려 빠진다는 내용이 전국을 강타했다. 삼겹살과 버터 품귀 현상이 일어날 정도였는데 나 역시 이 내용에 충격과 의문을 품고 간헐적 단식 때처럼 내 몸에 실험을 시작했다. 그리고 많은 사람과 정보를 공유하기 위해 매일 페이스북에 영상을 올렸다.

그러던 중 〈지방의 누명〉 자문을 맡았던 이영훈 원장을 만나게 되었다. 수박 겉핥기 식으로 진행했던 저탄고지 식단의 원리를 정확히 배울 수 있었고, 그 과정에서 내가 해왔던 간헐적 단식과 저탄고지 식단은 결국 같은 방향임을 확인할 수 있었다. 그 이후로 지금까지 간헐적 단식을 지키는 가운데, 일반 헬스 트레이닝 식단과 저탄고지 식단를 넘나들며 최대한 양질의 영양소를 위주로 먹기 위해 애쓰고 있다.

실제로 '100일간의 약속'을 비롯하여 내게 헬스 트레이닝을 받는 사람들에게도 간헐적 단식을 기본으로 한 일반 헬스 식단과 저탄고지 식단 두 가지를 모두 소개한 후 본인이 오래 지속할 수 있는 식단을 선택할 수 있게 한다. 상당수는 탄수화물만 빼면 무엇이든 먹을 수 있는 저탄고지 식단을 선택했고 확실한 효과를 보았다.

두 가지 건강 다이어트 비법이 만나 시너지를 낸다는 사실을 나의 경험 및 여러 체험자들의 변화를 통해 수없이 확인했고, 이후 나는 간헐적 단식과 저탄고지(키토제닉) 식단을 묶어서 '간단키토'라고 부르기 시작했다.

이 책의 구성

이 책은 간단키토에 대한 설명과 생활 습관을 바꿀 수 있는 건강 다이어트 5대 수칙, 누구나 할 수 있는 간단키토 운동법 그리고 간단키토 상담실로 구성되어 있다.

1장에서는 본격적인 다이어트 방법으로 가기 전 지금까지의 다이어트를 점검해 본다. 이제껏 알고 있던 건강 상식에 비춰 간헐적 단식이나 저탄고지 식단을 이해하려면 많은 벽에 부딪힐 것이다. 하지만 이 장을 읽고 나면 이전에 했던 수많은 다이어트가 왜 실패로 돌아갔는지, 왜 간헐적 단식과 저탄고지 식단이 답인지를 알게 될 것이다.

2장에서는 간헐적 단식이 무엇인지, 어떤 방법들이 있는지를 설명한다. 가장 큰 간헐적 단식의 이점은 우리 몸에 휴식을 준다는 것이다. 그 이유와 구체적인 실천법을 알아본다.

3장에서는 저탄고지 식단이 무엇인지, 무엇을 먹어야 하는지를 다룬다. 저탄고지 식단의 효과는 일일이 열거하기 힘들 정도로 많다. 저탄고지 식단을 지속할 수 있는 노하우를 가득 담았다.

4장에서는 생활 습관을 바꿀 수 있는 건강 5대 수칙을 다룬다. 식단을 계속 유지하려면 건강한 생활 습관을 지니려는 노력이 수반되어야 한다. 건강에 좋은 생활 습관을 갖는 것이 100세까지 무병 장수를 누리기 위한 기초를 닦는 일이다.

5장에서는 간단한 운동법을 다룬다. 여기에 소개된 운동법은 억지로 시간을 내야 하거나, 힘들고 거창한 운동이 아니다. 짬짬이 5분이면 누구나 할 수 있다. 속는 셈 치고 딱 5분만 투자해 보자.

6장 이영훈의 간단키토 상담실에서는 간헐적 단식과 저탄고지 식단에 대한 궁금증을 의학적 원리에 기반해서 풀어준다. 그동안 나의 궁금증을 해소해 준 고마운 선생님이기도 한 공저자 이영훈 원장은 이 책의 의학적 기반을 단단히 세워주었을 뿐 아니라, 간단키토 상담실까지 열어 여러분이 올바른 식단을 진행할 수 있도록 도움을 주었다.

이 책은 순서대로 읽어도 되고 궁금한 것부터 읽어도 되도록 구성하였다. 나처럼 간헐적 단식을 먼저 시작하고 저탄고지 다이어트를 접목한 사람도 있을 것이고 그 반대의 경우도 있을 것이다.

처음부터 간헐적 단식과 저탄고지 다이어트를 함께 한다면 좀 더 드라마틱한 체중 감량과 건강 효과를 경험할 수 있다. 하지만 동시에 시작한다는 게 누구에게나 쉬운 일이 아닐 것이다.

현대인들의 가장 나쁜 식습관은 시간에 쫓겨 낮에는 쫄쫄 굶다가 저녁에 몰아 먹는 것인데 간헐적 단식으로 이것부터 제자리로 돌려보는 것이 어떨까? 식사 시간을 잘 지켜서 어느 정도 건강을 회복한 다음에 제대로 된 식사로 양질의 영양소를 공급하면 내 몸은 점점 더 건강해질 것이다.

제대로 된 식사로 내 몸에 충분한 양질의 영양소를 공급하여 비만에서도 벗어나는 길이 바로 간단키토다. 다이어트가 더 이상 부담이 되거나 내 몸에 해가 되어서는 안 된다. 그래서 내 몸을 더욱 건강하게 하면서 체중 관리도 할 수 있는 다이어트 방법을 소개하고자 이 책을 쓰게 되었다.

이 책을 통해 많은 사람들이 전문적인 코칭을 받지 않고도 스스로 건강한 식단과 운동을 해나갈 수 있기를 바란다. 그리고 지치지 않고 오랫동안 그런 생활을 이어나갔으면 좋겠다.

2023년 겨울, 아놀드 홍

『간헐적 단식? 내가 한 번 해보지! 』 저자, 전문 헬스 트레이너

차례

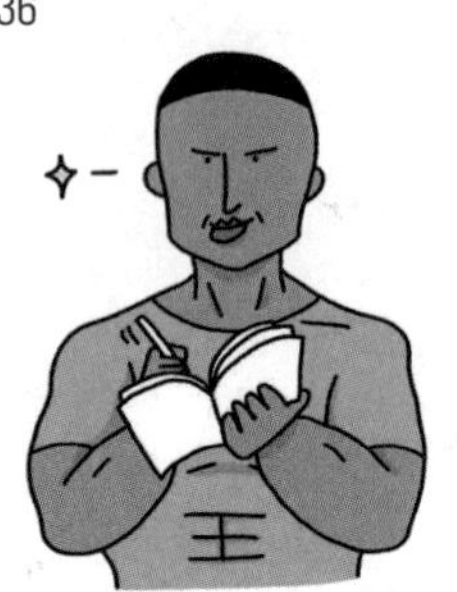

3장 무엇을 먹어야 할까? -저탄고지 다이어트

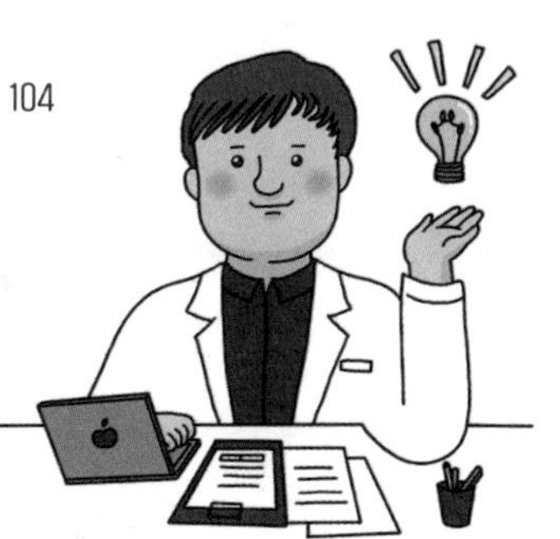

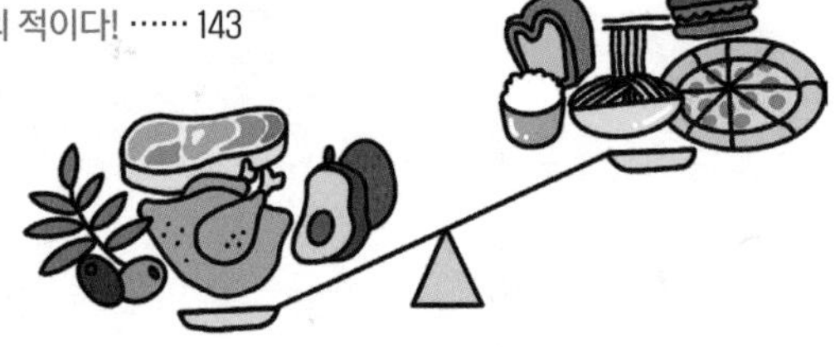

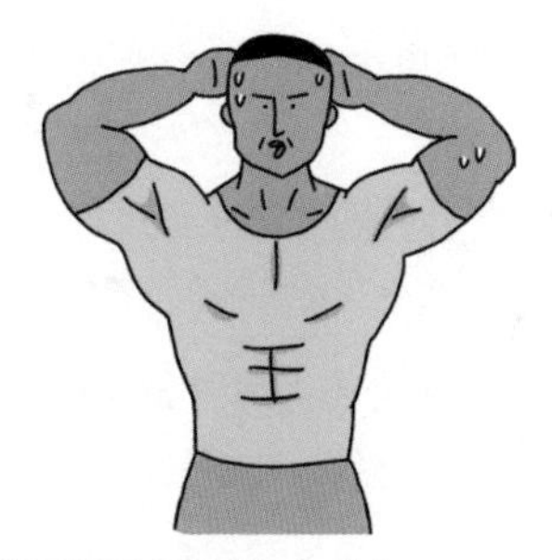

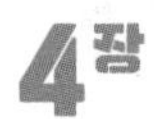

4장 아놀드 홍과 함께하는 간단키토 건강 수칙

5장 아놀드 홍과 함께하는 간단키토 평생 운동법

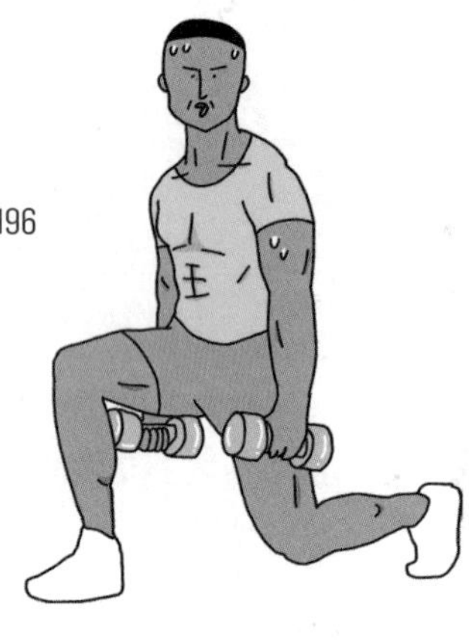

6장 | 이영훈의 간단키토 상담실

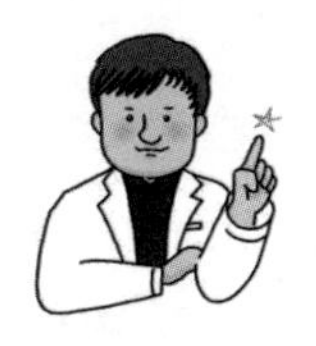

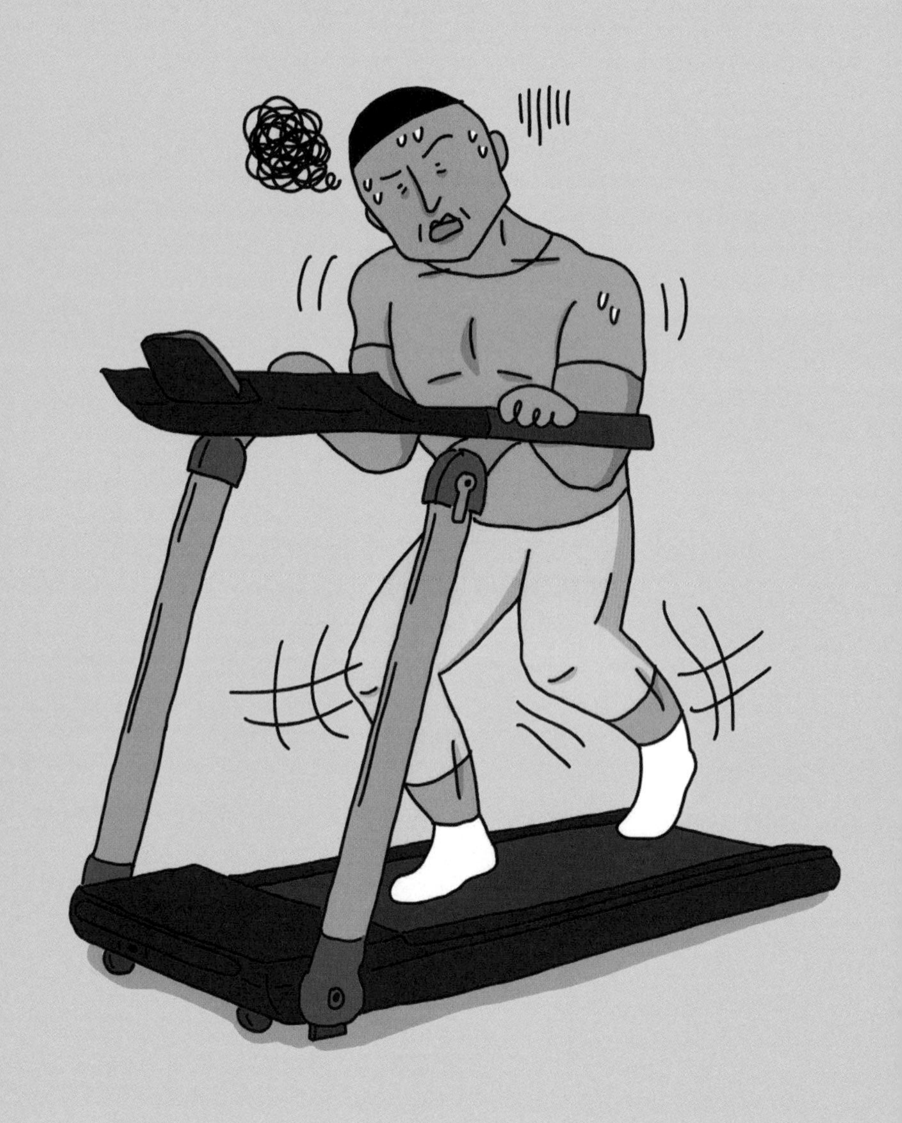

그동안의 다이어트, 무엇이 문제인가?

닥치고 다이어트 "살 빼고 싶어요!"

다이어트는 대한민국 사람들의 가장 보편적인 관심사다. 유명인의 몸매 관리 비법이 늘 화제가 되고, 일반인들 사이에서도 보디 프로필을 찍는 것이 유행이 된 지 오래다. 날씬하고 예쁜 몸으로 보디 프로필을 찍는 것은 자기 계발에 충실하고 열심히 사는 사람들의 증표 같은 것으로 자리 잡았다.

대한민국 사람치고 '살 좀 빼야 하는데', '나도 살 빼고 싶기는 한데' 하는 생각을 한 번도 안 해본 사람이 있을까? 심지어 아주 늘씬한 사람들까지도 "그래도 뱃살은 좀 빼야 하는데"라거나 "요즘 옆구리에 살이 붙었네. 다이어트에 좀 더 신경 써야 할까 봐"라는 망발을 해서 주위 사람들을 열받게 만들곤 한다.

'예쁜 사람 = 날씬한 사람', '날씬한 사람 = 성실하고 절제하는 사람'이라는 인식이 강하게 자리 잡다 보니 누구나 몸매에 신경을 쓰게 되고 자연스레 다이어트에 관심이 높을 수밖에 없다. 그래서 그런지 대한민국의 다이어트 열풍은 세계 최고를 달린다.

우리나라 여성들이 살을 빼는 데 들이는 노력은 세계 1위라고 한다. 국민의 4분의 1이 스스로를 비만이라 생각하는데, 특히 여성들은 무려 95%가 스스로를 뚱뚱하다고 평가한다. 연간 다이어트 시장 규모가 7조 원이 넘는 이유다.

그런데 몇 년 전부터 비만이 단순히 개인의 게으름, 식탐, 무절제의 결과이기보다는 사회적인 문제이며, 하나의 질병이라는 인식이 생기기 시작했다. 왜 비만을 질병으로 봐야 할까? 비만 치료 전문의들은 많이 먹어서 살이 찌는 것이 아니라 비만이라는 병 때문에 살이 찌는 것이라고 규정한다.

바쁘고 복잡한 세상에서 스트레스가 늘어날수록 식이 장애를 앓는 사람들이 많아지고 있다. 스스로 인식하지 못하는 사이에 폭식과 절식을 반복하며 몸을 혹사시키는 일이 연령, 성별, 직업과 상관없이 일어나는 시대다. 이것이 비만이라는 질병의 시작이다.

그렇다면 이 질병에서 탈출하려면 어떻게 해야 할까? 결코 뚱뚱하지 않지만 스스로 비만이라고 생각하는 사람이건, 건강상의 문제로 살이 찐 사람이건, 체지방 지수가 비만의 범주에 막 들어서려는 사람이건 살을 빼기 위해서는 너나없이 그저 적게 먹고 열심히 운동하면 되는 것일까?

세 사람이 모여 얘기를 나누면 두 사람이 다이어트를 하고 있다고 할 만큼 다이어트 인구가 많고 다이어트 시장 규모도 엄청난데 왜 해가 바뀌어도 비만 인구는 줄어들지 않는 걸까? 한 달에 5~10kg은 너끈히 빼준다는 다이어트 보조제가 넘쳐나고 동네마다 피트니스 센터가 있는데도 말이다.

다이어트를 어떻게 해야 하는 건지 물으면 아마 열에 아홉은 이렇게 답할지 모른다. “먹는 양을 줄이고 운동도 열심히 해야죠”라고 말이다. 먹고 싶어도 참으면서 꾸준히 운동하는 게 당연한 거고, 그렇게 안 했기 때문에 살이 안 빠지는 거란다. 온 국민에게 내려진 단 하나의 처방. 그야말로 ‘닥치고 다이어트’다.

그런데 닥치고 다이어트, 하면 안 된다. 오랫동안 건강 전도사를 자처하며 다이어트 코치로 활동해 온 내가 얻은 결론은 그동안 알고 있던 잘못된 다이어트 상식부터 버려야 다이어트에 성공할 수 있다는 것이다.

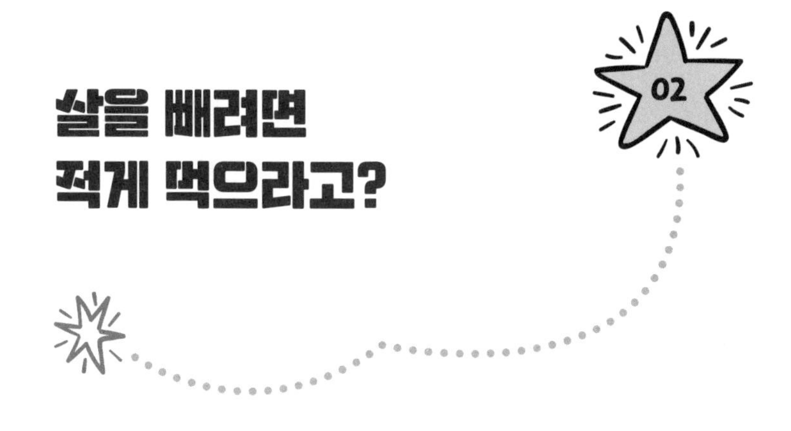

살을 빼려면 적게 먹으라고?

사람마다 생김새가 다르듯 타고난 체질과 기초 대사량이 다른 것이 당연하고, 살이 찌는 원인도 제각각일 수밖에 없다. 그런데도 우리는 오랫동안 '적게 먹고 활동량을 늘려 칼로리를 소비하는 것'을 다이어트의 절대 법칙으로 알고 지내왔다. 바로 '조금 먹기'가 기본이자 절대 수칙인 저칼로리 다이어트이다.

칼로리가 적은 음식을 먹는 것은 물론이고, 그런 음식들조차 먹는 양을 조절해야 된단다. 나 역시도 보디빌딩 선수 시절에 혹독하게 다이어트를 할 때는 닭가슴살조차 칼로리를 계산해 가면서 양을 정해 놓고 먹었다.

그런데 저칼로리 다이어트가 과학적으로 옳다면 저칼로리 다이어트를 시도한 사람들 대부분이 비만 탈출에 성공했어야 한다. 하지만 주변에서 자주 접하는 것처럼 실패한 사람이 훨씬 더 많다. 거의 대부분이라 해도 될 정도다. 한 통계에 따르면 7명 중 1명만 다이어트에 성공하며 이들 중에서도 1년 뒤에 10kg이 감량된 사람은 1~2%밖에 안 된단다. "다이어트가 암 치료보다 어렵다"는 말이 나오는 이유다. 다이어트는 왜 이렇게 어려울까?

저칼로리 다이어트는 매우 당연하고 논리정연한 것 같지만, 사실은 비만을 칼로리 인풋(섭취)-아웃풋(소비)의 공식으로만 생각한 데서 빚어진 잘못된 접근이다. 물론 섭취 칼로리보다 소비 칼로리가 많으면 체중이 감량될 것이다. 하지만 어느 정도 지나면 체중 감량은 정체기를 맞게 된다. 적게 먹고 운동 많이 한다고 살이 계속 빠지지는 않는다는 말인데, 소비 칼로리가 섭취 칼로리보다 높아도 체중 감량은 정비례로 지속되지 않기 때문이다.

또 인간의 몸이 작동하는 방식은 동일하지만, 개인의 몸 상태는 각기 다를 수밖에 없다. 똑같은 얼굴을 가진 사람은 없듯이 타고난 체질도 다를 것이고 건강 상태도 다르고 환경도 다르다. 그러니 살이 찌는 원인도 다 제각각이며 극복할 수 있는 방법도 다를 수 밖에 없다. 그런데도 오로지 '저칼로리'만 강조한다.

사람마다 몸 상태가 다르고 생활 방식도 다르기 때문에 다이어트를 하기 전에 자신에게 잘 맞는 방법을 선택하는 것이 정말 중요하다. 살이 찌는 원인이 질병 때문일 수도 있고, 스트레스로 인한 폭식과 절식의 반복 때문일 수도 있다. 원인이 무엇인지와 무관하게 비만인 모든 사람의 고민을 해결해 주는 단 하나의 만병통치약? 그런 건 없다.

다시 한번 말하지만 닥치고 적게 먹기부터 하라는 저칼로리 다이어트로는 감량의 효과를 보기 힘들다. 그런데 저칼로리 다이어트의 문제는 이것만이 아니다.

장기적으로 보면 체중 감량에 효과적이지 않을뿐더러 영양소 부족으로 인한 면역력 저하, 호르몬 불균형을 야기하고 결국은 건강을 해치게 되기 때문이다.

저칼로리 다이어트는
체중 감량에도
건강에도 좋지 않아요!

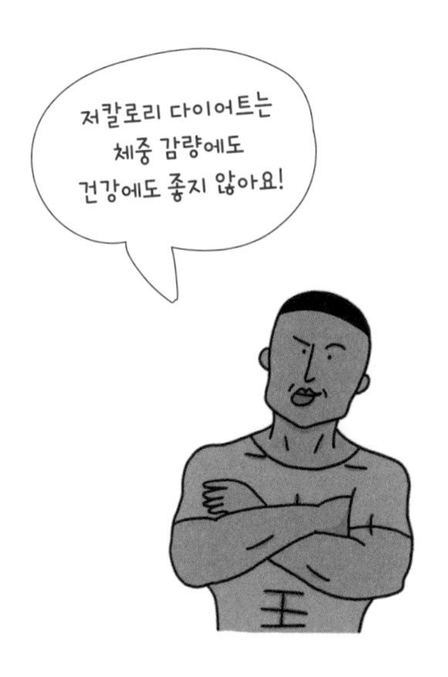

저칼로리 다이어트가 몸을 망친다

먹는 양을 극도로 또는 상당히 제한하는 다이어트는 한마디로 '몸에 나쁜' 다이어트다.

우선, 감량의 측면만 놓고 봐도 부정적인 측면이 크다. 피트니스 선수들이나 멋진 보디 프로필을 찍은 사람들이 모두 이렇게 다이어트를 하지 않냐고? 맞다. 그런데 몇 달간 열심히 준비해서 시합을 마친 뒤 당일 저녁에 폭식을 해서 하루 만에 10~20kg이나 살이 찐 보디빌더들이 있다는 얘기를 들어본 적 있는가? 나도 한 달 만에 30kg이나 불어난 경험이 있다. 개인의 의지 문제가 아니라 저칼로리 다이어트의 결과다.

저칼로리 다이어트로 음식 섭취량을 크게 줄이면 인간의 몸은 이런 상태를 '기아'로 인식한다. 생존을 위협받는 상황으로 받아들여서 대사 활동을 최소한으로 줄인다. '어, 굶네! 만일에 대비해서 에너지를 쓰지 말고 최대한 비축해야지!'라는 결정을 내리는 것이다. 기초 대사를 높여서 에너지를 많이 소비해야 체지방이 연소되어 살이 빠질 텐데 오히려 기초 대사를 최소한으로 낮추는 상태다. 극한의 상황에서 살아남기 위해 신경계와 호르몬계가 총동원되어 절전 스위치를 켜는 것이다.

살 좀 빼보겠다는데 몸이 이렇게 저항하니 다이어트가 잘될 리 없다. 그리고 이런 상태를 이어가다 음식을 먹으면 그동안 굶은 것에 대한 보상 심리로 평소보다 폭식을 하게 된다.

건강 관리를 매우 잘하던 지인이 고민 상담을 해 온 적이 있다. 그는 가족이 암으로 사망한 뒤 건강에 더욱 신경을 써야겠다고 마음먹었다고 한다. 피트니스 센터에서 주 1회 받던 퍼스널 트레이닝을 주 3회로 늘리고 식단도 닭가슴살, 현미밥, 채소 위주로 철저히 지키면서 되도록 포만감을 느끼지 않을 정도로 식사량을 조절했다고 한다. 그렇게 석 달여를 열심히 운동했을 즈음 건강검진을 받았는데 결과에 깜짝 놀라고 말았다. 근육량이 1년 전보다 20% 가까이 줄었고 몸 나이는 4년이나 후퇴했다는 결과가 나와서다.

충격을 받은 그는 '심각한 가족력이 있는 건 아닐까?' 하는 걱정에 사로잡혀 며칠을 걱정하다 나를 찾아와 고민을 털어놓았다. 하지만 초절식 다이어트 상황일 때 대사가 이루어지는 원리를 설명해 주자

그제야 자신의 다이어트 방법에 문제가 있었음을 알게 되었고, 식생활과 운동에 변화를 줌으로써 다시 건강한 몸으로 돌아갈 수 있었다.

저칼로리 다이어트는 인간이 생활하는 데 필요한 열량보다 훨씬 적은 칼로리를 섭취하고 그런 몸으로 강도 높은 운동을 하는 방식이다. 초인적인 의지로 이 과정을 견뎌내는 사람이 없진 않지만 엄청나게 힘들고 오래 지속하기란 더더욱 어렵다. 스트레스는 심해지고, 부족한 에너지를 채우고자 보충제를 먹게 된다. 어느 것 하나 건강에 좋을 수 없는 상황들이다.

저칼로리 다이어트의 문제는 또 있다. 앞서 지적한대로 살을 빼는 데 효과적이지도 않고, 건강에도 좋지 않다는 이 두 가지 문제가 맞물려 다이어터들이 가장 두려워하는 결과를 만들어낸다. 바로 요요 현상이다.

저칼로리 다이어트로 음식 섭취량이 줄면 우리 몸은 최대한 대사를 낮춘다. 낮은 대사 상태에서는 음식을 조금만 더 먹어도 체지방으로 저장되기 쉽다. 그래서 저칼로리 다이어트로 체중을 감량한 뒤 예전에 먹던대로 식사량을 늘리면 이전보다 체중 증가 속도가 더 빨라진다. 이것이 요요 현상이 일어나는 이유다.

줬다 빼앗는 게 가장 얄미운 일인데, 저칼로리 다이어트가 딱 그 꼴이다. 초인적 의지로 겨우 감량했더니 얼마 안 가서 요요가 온다면? 화병이 나도 이상하지 않을 노릇이다. 그래서인지 요요 현상을 겪은 사람 중 상당수가 "저주받은 몸뚱아리" 하면서 자신의 체질을 탓하곤 하는데, 요요 현상은 체질이나 의지 때문이 아니라 저칼로리 다이어트의 필연적인 결과물이다. 요요 현상을 달고 다니는 저칼로리 다이어트, 계속할 이유가 있을까?

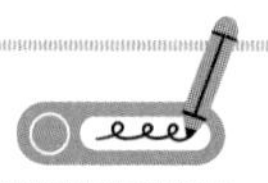

저칼로리 다이어트의 단짝, 저지방 다이어트

보통 저칼로리 다이어트를 할 때 가장 멀리하라고 강조하는 것이 바로 '지방'이다. 지방은 왜 다이어트의 적으로 낙인이 찍혔을까? 3대 영양소라 일컫는 탄수화물, 단백질, 지방은 저마다 고유의 역할이 있다. 특히 지방은 세포를 구성하는 중요한 영양소임에도 불구하고 먹어서는 안 될 식품으로 여겨져 마트에 가면 온갖 저지방 상품이 진열대에 가득하다.

다이어트를 할 때 저지방 저칼로리 식품을 선택하는 것은 당연한 일로 여겨져 왔다. 탄수화물과 단백질이 1g당 4kcal의 열량을 가지는 데 비해 지방은 9kcal의 열량을 갖다 보니 지방 섭취를 꺼리는 인식이 생긴 것이다. 하지만 앞서 설명한 것처럼 인체 대사는 더하기 빼기처럼 단순하지 않다. 지방을 먹으면 바로 체지방이 될 것이라는 생각 또한 잘못된 것이다. 3장에서 자세히 설명하겠지만 우리 몸에 쌓이는 체지방은 지방 섭취와는 아무런 관련이 없다. 여기서는 이것만 기억해 두자.

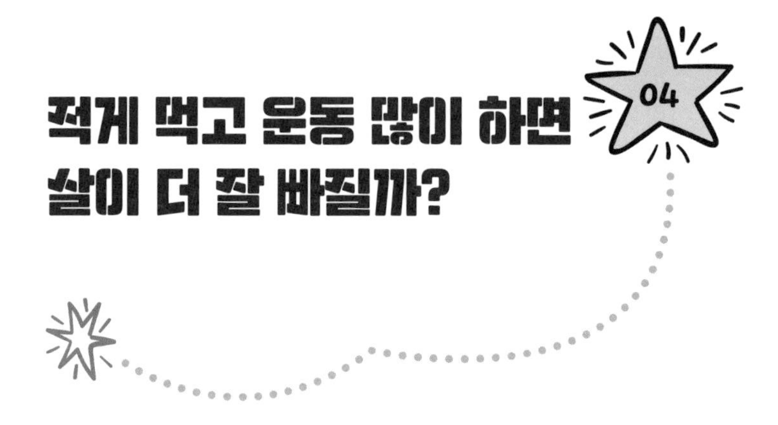

적게 먹고 운동 많이 하면 살이 더 잘 빠질까?

사람들은 운동이 체중 감량에 매우 효과적이라고 생각한다. 그리고 많은 사람들이 운동을 통해 체중을 감량했다고 말한다. 하지만 놀랍게도 운동과 체중 감량의 직접적인 상관관계는 그리 크지 않다. 소모되는 칼로리가 많으면 체중이 감량될 것이라고 추측하는 것일 뿐이다. 이 역시 인풋-아웃풋의 오류와 마찬가지로 칼로리만 계산하는 데서 오는 오류라고 할 수 있겠다.

그렇다고 운동이 필요 없다는 의미는 아니다. 운동은 근육과 뼈를 강하게, 심장과 폐를 튼튼하게 해 인체를 건강하게 만들어준다는 측면에서 매우 중요하기 때문이다. 건강한 몸은 면역력이 높아지고, 활기차게 움직일 수 있으니 이는 대사를 원활하게 만드는 바탕이 된다. 따라서 운동은 비만이라는 질병에서 벗어날 수 있는 기본 조건인 '건강한 몸'을 만드는 매우 중요한 행위이다.

그런데 살을 빼는 데만 초점을 맞춘 운동은 다르다. 만약 체중 감량을 목적으로 적게 먹고 고강도 운동을 한다면 단기간에 외형적으로는 날씬해 보일 수 있을 것이다. 그런데 에너지가 부족한 상태에서 혹독하게 운동하면 스트레스 지수가 높아지고, 근육과 뼈에 부담을 주며, 면역력을 떨어뜨리는 등 여러 문제가 동반된다. 또 운동을 멈추거나 먹는 양을 늘리면 요요 현상이 나타날 가능성도 적지 않다. 그러니 체중 감량이 아니라 건강을 위해 운동을 해야 건강하게 살을 뺄 수 있다.

근력이 부족하거나 체력이 약하다고 운동하길 겁낼 필요는 없다. 모든 문제에서 자유로울 수 있고 건강을 위해 가장 좋은 운동법이 있다. 바로 '자신의 신체 능력에 맞게' 적당히 운동하는 것이다. "다이어트는 먹는 것이 80%, 운동이 20%"라는 말이 있다. 이는 먹는 것이 그만큼 중요하다는 얘기인데, 저칼로리 다이어트가 강조되다 보니 '식사량 절제'의 뜻으로 잘못 해석되어 왔다. 이제 인식을 바꿔보자. 다이어트는 잘 먹는 일이 80%, 적당한 운동이 20%다!

내 경험을 이야기해 보자면 나는 열여덟 살에 처음 보디빌딩 대회에 출전했고 서른두 살 되던 2001년부터 본격적으로 선수 생활을 시작했다. 선수로 생활한 26년이라는 긴 세월 동안 대회가 다가오면 혹독한 식이 요법과 운동을 병행했었다. 100~120일 동안 닭가슴살과 채소만 먹으면서 30kg 가까이 감량하고, 대회가 끝나면 보상 심리로 폭식을 했다. 그러면 체중은 다이어트를 하기 전보다 더 늘어서 다음 대회가 다가오면 이전보다 더 혹독한 다이어트를 해야만 했다. 선수 생활 내내 말도 안 되는 이 끔찍한 과정을 반복 또 반복해야 했다.

적어도 대회 때는 겉보기에 근사한 몸을 가질 수 있었지만 여기저기 통증과 질병을 달고 살았다. 지금 돌이켜보면 당연히 건강에 문제가 생길 수밖에 없는 식습관이었다. 하지만 당시에는 체지방을 줄여 멋진 몸매를 만드는 일이 생명보다 소중한 목표였기에 몸에 문제가 생기는 줄 알면서도 모른 체한 것 같다. 선수 생활을 마감하는 나이가 돼서야 건강 문제를 직시하게 되었고 건강을 유지하면서도 멋진 몸을 유지할 수 있는 다이어트 방법을 다방면으로 찾기 시작했다.

그리고 단연코 가장 건강하고 효과적인 방법을 찾아냈다. 내 인생에서 가장 건강한 지금의 몸이 그 증거다.

column 다이어트는 건강한 나를 찾는 과정

홍샘 한마디!

다이어트 보조제가 넘쳐나고 다들 일주일에 10kg을 빼준다, 한 달 만에 77사이즈를 55사이즈로 만들어준다는 말로 우리를 유혹한다. SNS에서 가장 많은 광고가 다이어트 보조제 광고인 것을 보면 모든 사람이 살을 못 빼서 안달이 난 것 같다. 더욱이 청소년들이 아이돌처럼 마른 몸을 갖기 위해 마약성 약물까지 복용한다는 뉴스는 충격 그 자체였다. 우리는 왜 살을 빼려고 하는가? 아이돌처럼 마른 몸이 우리의 목표인가?

현대인은 몸을 망치기 쉬운 환경에 노출되어 있다. 공해, 넘쳐나는 고당분 식품들, 숙면을 방해하는 스마트폰 등 전자 기기, 24시간 불이 꺼지지 않는 도시에서 사는 사람들에겐 매일이 고단하다. 환경을 바꿀 수는 없지만 자신의 습관은 바꿀 수 있다. 우리는 건강한 삶을 영위하기 위해 다이어트를 하는 것이란 사실을 숙지해야 한다.

적어도 이 책을 읽는 독자분들은 제발 '건강을 위해 다이어트를 한다'는 인식을 갖기 바란다. 건강하면 대사가 정상화되고, 그러면 살은 자연히 빠진다. 우리 몸은 가장 건강한 상태로 유지되게끔 설계되어 있기 때문이다. 살이 찐다는 것은 어딘가 이미 고장이 났다는 소리다. 그러니 건강한 나만의 라이프스타일을 만드는 여정의 시작은 살이 찌는 이유를 아는 것부터다.

다음 장부터 간헐적 단식, 저탄고지 다이어트, 간단한 운동법을 순서대로 설명하겠지만 사람마다 얼굴 생김새가 다르듯 몸 상태도 제각기 다르기 때문에 자신에게 맞는 최적의 방법을 찾아가는 과정을 결코 소홀히 하면 안 되겠다.

다이어트는 건강한 나를 만드는 과정이다. 당장 살이 안 빠진다고 발을 동동 구르지 말자. 스트레스는 과식보다 훨씬 안 좋다. 하루하루 급하게 생각하지 말고 좀 더 느긋한 마음을 갖자. 오늘 못 했으면 내일 하면 된다.

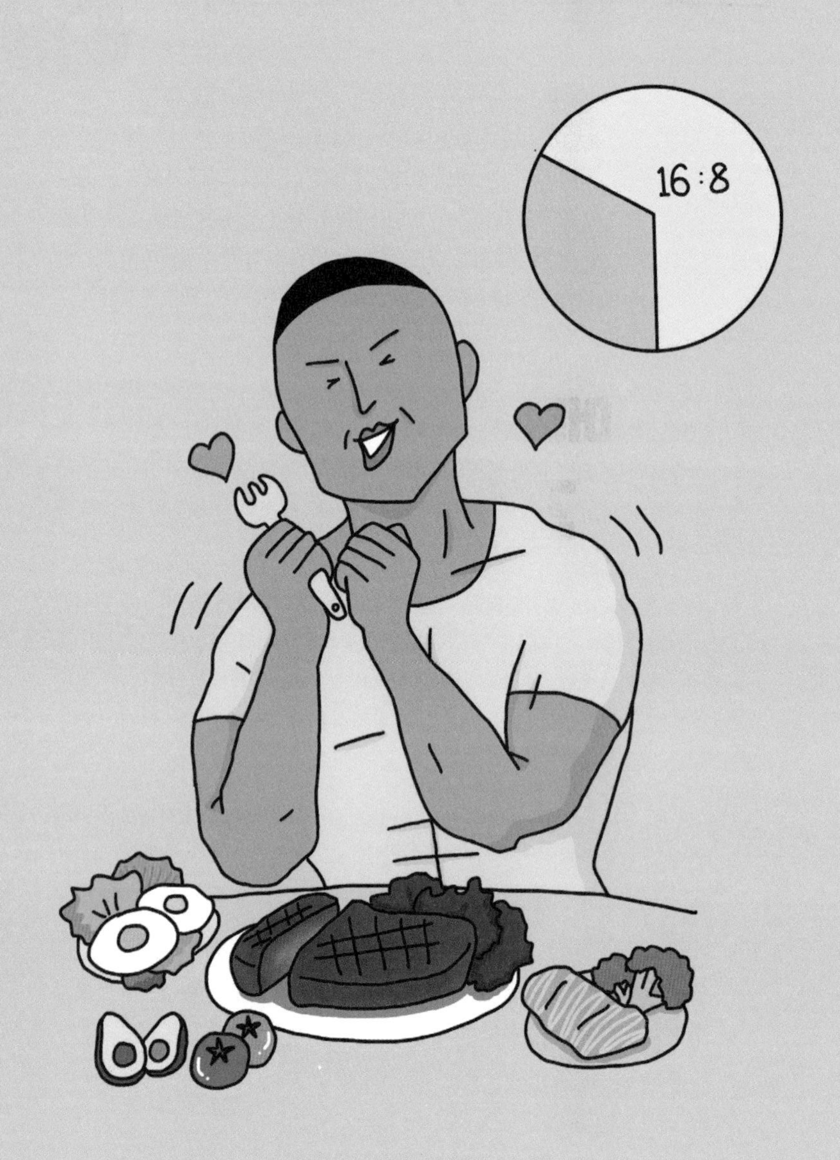
16:8

어떻게 먹을 것인가?

간헐적 단식

간헐적 단식 10년 간헐적 단식으로 이룬 것

수많은 다이어트 방법들이 존재하고 지금도 새로운 방법들이 생겨나지만, 가장 강력한 다이어트 방법을 묻는다면 개인적으로 '간헐적 단식'을 첫손에 꼽을 것이다. 인체가 대사를 하고, 체지방을 에너지로 쓰고, 노폐물을 제거하는 원리에 가장 잘 부합하는 방법, 즉 가장 건강하게 다이어트하는 방법이기 때문이다.

보디빌더 시절에 나를 챔피언으로 만들어줄 다이어트를 무수히 반복했지만 매번 '다시는 하고 싶지 않다'는 생각이 들었던 반면, 간헐적 단식은 '앞으로도 영원히 계속해야겠다'는 생각이 드는 다이어트다. 간헐적 단식은 내 인생에서 가장 건강한 나를 만들어주었고, 먹는 즐거움을 느끼게 해주었으며, 그러면서도 보디빌더 시절 못지않은 몸을 유지하도록 만들어주었다. 인생의 황금기를 가져다준 다이어트. 더 이상 무슨 설명이 필요할까?

나는 국내에서 둘째가라면 서러워할 간헐적 단식 예찬론자다. 간헐적 단식을 직접 그리고 오랜 기간 경험했으며, 그 장점을 분명히 확인했고, 지금도 계속하고 있다. 그래서 국내에서 간헐적 단식을 가장 잘 해나가고 있는 사람이라고 자부한다.

간헐적 단식을 시작한 것은 궁금증 때문이다. 주변에서 정말 다이어트에 효과가 있는지 묻는 전화가 폭주한 것이 계기가 됐다.

하루 4끼 식사와 3시간의 운동, 보디빌더를 은퇴한 뒤에도 내 생활은 이 규칙을 철저하게 지키고 있었다. 선수 생활을 할 때와 비교해 먹는 횟수와 운동 시간이 조금 줄었을 뿐 먹는 닭가슴살과 채소 위주의 식단 역시 그대로 유지했다. 남들이 부러워하는 멋진 몸을 위해, 그리고 이름이 알려진 트레이너로서 몸매가 무너진 모습을 보이지 말아야 한다는 강박이 있었기 때문이다. 여전히 근육을 위해 먹는 즐거움은 포기했고, 선수가 아닌데도 내가 아닌 근육이 내 삶의 주인인 생활은 달라지지 않고 있었다. 그러던 어느 날이었다.

"선생님, 지금 TV 보고 계세요? 먹고 싶은 거 다 먹고도 살을 뺄 수 있대요!" "간헐적 단식이 체지방을 줄이고 근육을 만드는 데 정말 도움이 될까요?" "저거 혹시 사기 아닐까요?"

보디빌더 선수에서 은퇴한 뒤 피트니스 코치로 개인 PT를 주로 하고 있었는데 SBS에서 간헐적 단식을 다룬 다큐멘터리가 방송되자 회원들의 문의가 빗발쳤다. 운동이나 식단에 대한 질문보다 간헐적 단식과 관련된 질문이 더 많을 정도였다.

워낙 물어오는 사람이 많고 방송 내용도 흥미로웠기에 직접 한번 체험해 보기로 했다. 직접 해보지 않은 운동이나 다이어트는 남에게도 권하지 않는 것이 원칙이었고, 어떤 다이어트 방법이든 최소 100일은 해봐야 효과와 부작용을 정확히 알 수 있다는 것이 평소 지론이었기에 내 몸에 직접 테스트해 보기로 마음먹은 것이다. 먹는 시간과 공복 시간만 지킨다면 먹고 싶은 것을 마음껏 먹으면서 다이어트 효과도 볼 수 있다니 밑져야 본전이라는 생각이 들었다.

시작 전에는 효과가 있을 거라고 확신할 수 없었지만, 간헐적 단식이 나를 강렬하게 끌어당긴 한 가지 이유가 있었다. 대한민국 몸짱으로 불리며 다이어트와 몸만들기에 누구보다 일가견이 있다고 자부했지만, 식이 조절은 정말 어렵고 고통스러운 과정이었다. 오죽했으면 어머니께서 내게 남기신 유언이 "제발 그렇게 살지 말아라"였을까. '언제까지 이렇게 살 수는 없지 않은가?' 하는 스트레스와 불안감을 늘 안고 살던 중에 "마음껏 먹으면서 다이어트할 수 있다"는 얘기를 들으니 새로운 방법에 희망을 걸고 싶어진 것이 간헐적 단식 100일에 도전하게 된 첫 번째 이유였다.

물론 간헐적 단식 시작 전에는 걱정이 적지 않았다. 근육량은 잘 유지될지, 하루 한두 끼만 먹으면 운동할 때 기운이 부족하지는 않을지, 너무 배가 고파서 흔히들 하는 말로 어느 날 갑자기 입이 터지지는 않을지…. 하지만 해보지 않고서는 답을 알 수 없는 법. '마음껏 먹어도 된다는데 설마 피트니스 대회 준비하는 것보다 더 힘들기야 하겠어?' 하는 생각으로 첫발을 내딛었다. 그때가 2013년 3월 20일이었다.

그런데 이런 걱정은 간헐적 단식을 시작한 지 불과 며칠 지나지 않아 놀라움과 확신으로 바뀌었다. 2019년에 출간한 책『간헐적 단식? 내가 한 번 해보지!』에서 당시의 간헐적 단식 경험을 소개한 적이 있는데 16시간 정도는 공복 상태를 유지하고 나머지 시간 동안에는 한 끼 또는 두 끼를 마음껏 먹는 식단을 실천해 나갔다. 닭가슴살에서 벗어나 프라이드치킨도 먹고 닭강정도 먹었다. 아, 그 황홀함이란! 프라이드치킨은 무려 20년 만에 먹어보는 것이었다. 이전에는 매 끼니마다 내 체중에 맞는 단백질 양을 계산해 가며 닭가슴살을 먹었는데 그런 고민 없이 다양한 음식을 마음껏 먹을 수 있다는 사실이 그렇게 행복할 수가 없었다. 과거였다면 상상조차 할 수 없고, 스스로를 용서할 수도 없는 일이었다.

간헐적 단식을 시작하고 6일 뒤에 몸무게를 재보기로 했다. 체중계를 앞에 두고 심장이 두 근 반, 세 근 반. 걱정과 기대가 뒤섞인 감정이었던 것 같다. 그렇게 체중계에 조심스레 올라선 순간, 나는 내

눈을 의심할 수밖에 없었다. 간헐적 단식을 시작하기 전보다 체중이 1.6kg 줄어 있는 것이 아닌가?

다큐멘터리 영상을 여러 번 돌려 봤고 인터넷에서 감량에 성공했다는 사람들의 경험담을 여러 편 읽었어도 사실 마음 한구석에는 '혹시나' 하는 불안감이 남아 있었다. 그런데 6일간 몸 상태를 체크했을 때 별문제가 없었던 데다가, 체중계의 수치까지 확인하자 '계속할 만하다'는 확실한 믿음이 생겼다.

10일 차는 더 놀라웠다. 첫날보다 체중이 2.3kg 줄어 있었을 뿐만 아니라 체지방도 1.2kg이나 줄어든 상태였기 때문이다. 이렇게 막 먹는데도 체지방이 준다고?

그런데 간헐적 단식이 내게 가져다 준 것은 단순히 몸무게와 체지방의 변화만이 아니었다. 16시간 동안 아무것도 먹지 않아도 배가 고프지 않았고 무엇보다 중요한 것은 생활할 때나 운동할 때 전혀 체력이 부족하지 않았다는 점이다. 수십 년간 기계처럼 하루 4~7끼씩 닭가슴살을 먹을 때는 이렇게 힘이 넘치지 않았었는데! 확신은 점점 강해졌고 그렇게 간헐적 단식은 생활로 완전히 자리를 잡게 됐다.

당시에 나는 총 100일 동안 간헐적 단식을 체험했다. 결과는 어땠을까? 100일 전과 비교해 체중은 100g이 늘었다. 그런데 근육량이 1.9kg 늘고, 체지방은 3.1kg 줄었다. 놀랍지 않은가? 나도 주위 사람들도 믿기 힘든 결과였다. 공복 상태에서 오히려 벤치프레스 횟수가 늘었고, 수십 년간 시달렸던 근육통에서 해방됐으며, 불면증도 사라졌다.

식단의 변화는 건강 상태뿐만 아니라 내 생활 자체를 바꾸어 놓았다. 이전까지는 음식을 절제하려고 일부러 사람들과의 만남을 피했었는데, 점심 식사 약속이건 저녁 회식 자리건 가리지 않고 즐겁게 사람들을 만날 수 있게 됐다. 이렇게 스트레스 받지 않고 먹고 싶은 것 마음껏 먹으면서도 건강하게 살 수 있는데, 왜 그동안 그렇게 스스로를 옥죄며 살았을까 하는 생각에 억울하기까지 했을 정도다.

이 마법 같은 100일을 거치면서 나는 완전히 새롭게 태어났다. 더 건강해지고 더 젊어졌을 뿐만 아니라 건강과 다이어트에 대한 생각 자체가 바뀌었다. 나는 100일 체험을 마치고 10년이 훌쩍 지난 지금까지도 여전히 간헐적 단식을 하고 있으며 이후 저탄고지 식단을 도입해 이 역시 7년을 유지하고 있다.

간헐적 단식과 저탄고지 식단 그리고 무리하지 않는 운동을 통해 나는 매일매일 더 건강해지는 중이다. 간헐적 단식 7년 차였던 지난 2019년 어느 날, 그날 아침에 받은 인바디 검사 결과를 공개해 유튜브에서 크게 화제가 된 적이 있다. 체중 96.5kg에 골격근량 51.7kg. 체지방량은 6.8kg, 체지방률은 7.0%였다. 그렇다면 그 때로부터 또 다시 4년이 지난 지금은 어떨까?

2023년 5월 20일 인바디 검사 결과는 체중 88.1kg, 골격근량 45.9kg, 체지방량 7.7kg, 체지방률 8.7%이다. 체중은 8kg 가까이 줄었지만 체지방량과 골격근량은 거의 변화가 없음을 알 수 있다.

건강을 되찾고 싶다면 혹은 더 건강해지고 싶다면 지금 당장 간헐적 단식에 100일만 도전해 보시라. 100일 뒤 완전히 바뀐 당신의 모습에 박수를 보내게 될 것이다. 내 말에 의심이 간다고? 그래도 100일간 도전해 보시라. 틀림없이 간헐적 단식에 감사하게 될 거라고 자신 있게 말할 수 있다.

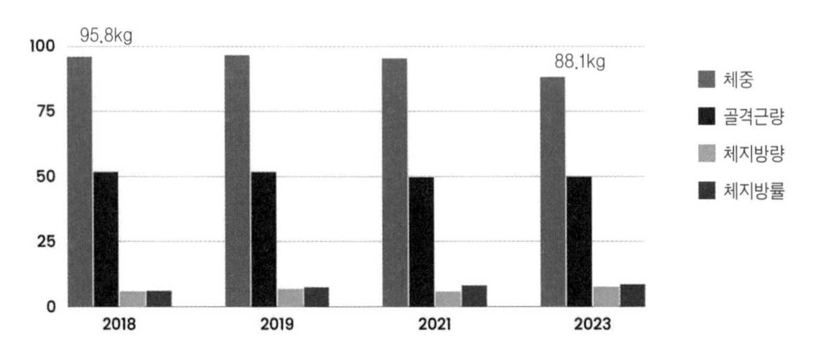

아놀드 홍 인바디 기록 (2018년~2023년)

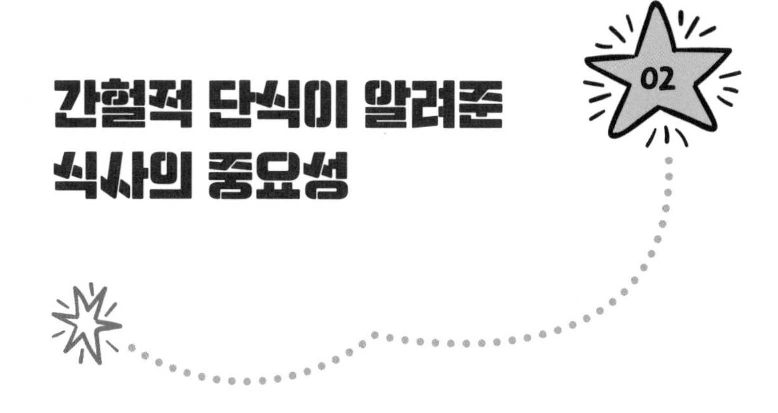

간헐적 단식이 알려준 식사의 중요성

간헐적 단식은 다이어트와 건강 관리에 확실한 효과가 있는 방법이다. 사람마다 진행 속도나 효과에는 차이가 있겠지만, 부작용이 없으며 오래오래 지속할 수 있는 식단법이다. 주의해야 할 점은 단 하나다. 마음껏 먹어도 된다고 해서 입이 즐거운 나쁜 음식을 자주, 많이 먹으면 안 된다는 것이다. 그래서 간헐적 단식을 했는데 효과를 보지 못했거나, 오히려 건강에 이상이 생겼다면 자신이 무엇을 먹었는지를 가장 먼저 되돌아보라고 말씀드린다.

음식의 고마움, 식사의 고마움

간헐적 단식의 가장 고마운 점은 음식의 고마움, 먹는다는 일의 고마움을 알게 해주었다는 점이다. "요즘은 먹을 것이 부족해서 건강에 문제가 생기는 사람은 거의 없다"고 한다. 과거처럼 먹을거리가 부족하지는 않은 세상이 되었고, 오히려 너무 많이 먹어서 문제라는 뜻으로 하는 말이지만, 클린 식단을 강조하는 사람의 입장에서 이 말은 '먹을 것이 널렸지만 건강한 먹을거리는 많지 않다'는 뜻으로 들린다.

언제 어디서나 배를 채우는 일은 가능하다. 싼 가격에, 혀도 즐겁고, 흡수도 빨라서 순식간에 기분과 기운을 끌어올려 주는 음식을 먹을 수 있는 시대다. 그런데 그런 음식들 때문에 건강에 문제가 생긴다. 우리 몸은 수시로 섭취하는 이런 나쁜 음식들을 소화시키느라 쉴 틈이 없고, 나쁜 음식들이 남긴 찌꺼기 때문에 피곤하고 아프다. 보디빌더, 헬스 트레이너라는 직업 특성상 간헐적 단식 이전에도 탄수화물과 가공식품을 많이 먹은 것은 아니지만, 근육을 키우는 데만 초점을 맞추다보니 이 또한 건강한 식생활은 아니었다. 이런 목적으로 먹은 음식과 식사 패턴이 스트레스와 각종 질병의 원인이 되기도 했다.

그런데 간헐적 단식으로 일정 시간 동안 내 몸을 먹는 일로부터 쉬게 하고, 건강함 식재료로 만든 좋은 음식을 먹으려고 노력했더니 생활도 건강도 달라졌다. 공복에서 느끼는 가벼움과 편안함이 정신과 육체를 더욱 활기차게 했고, 먹는 것을 일정 시간 멈췄다가 먹어보니 좋은 것과 나쁜 것을 먹었을 때 몸의 반응이 어떻게 다른

지 정확히 알게 되었다. '내 몸을 위해 아무것이나 먹지 않겠다'는 마음이 저절로 들었다. 열심히 운동하고 다이어트하는 사람들 중에 농담 반 진담 반으로 "라면, 피자 마음껏 먹으려고 열심히 운동한다"는 사람들이 있다. 열심히 운동하는 그 자체도 유의미하지만, 거기에 한 가지 "좋은 음식 먹으려고 공복을 즐긴다"를 더하면 삶이 크게 달라지는 것을 느낄 수 있을 것이다.

계속 건강할 수 있겠다는 희망

간헐적 단식의 또 한 가지 고마운 점은 인생에 가장 큰 희망이 생겼다는 사실이다. 보디빌더로 스포트라이트 받을 때는 겉으로는 화려하고 우쭐했지만, 늘 스트레스와 싸워야 했다. 먹는 것이 고된 노동 같았다. 만약 그 생활을 지금 내 나이까지 하라고 했으면 나는 어떻게 됐을까? 스트레스, 불면증, 근육통, 소화 불량 등을 지금도 달고 살았을 것이다.

근육질 몸매를 유지하기 위해 선수 시절과 다름없는 식단을 이어가다 보니 고민이 더 커질 수밖에 없었다. 겉으로 보기에 멋진 몸매를 유지하기 위해 내 몸이 병들어가는 생활을 계속해야 한다니….

하지만 간헐적 단식을 한 뒤로는 먹는 즐거움을 위해 건강과 몸매를 포기하지 않아도 되었다. 선수 시절에 이 악물고 견뎌냈던 그 고통과는 완전히 이별하고 먹는 즐거움을 만끽하는데도 젊은 시절의 몸을 여전히 유지하고 있다. 그리고 앞으로도 20년, 30년 이 생활을 계속 유지할 수 있다는 자신감이 생겼다. 여전히 건강하고, 여전히 먹는 것이 즐겁고, 여전히 멋진 근육을 70대, 80대에도 이어갈 수 있다는 확신만큼 인생의 큰 기쁨이 또 있을까?

대한민국에서 가장 건강하고 멋진 몸을 가진 70대 보디빌더, 대한민국에서 가장 건강하고 멋진 몸을 가진 80대 보디빌더. 지금처럼 생활하면 저절로 따라올 내 노년의 타이틀이다.

간헐적 단식으로 깨달은 내 몸이 주는 메시지

보디빌더의 길에 들어선 뒤 26년간 음식에 관한 나의 원칙은 단 하나였다. 체지방은 줄이고 근육을 키우는 데 도움이 되는 음식만 먹는 것. 그리고 그런 음식을 먹는 식사의 원칙도 늘 한결같았다. 평상시에는 하루 4끼, 대회를 앞두고는 하루 7~8끼는 기본이고 단백질 보충제도 추가로 먹었다. 공복에 운동하면 근육이 소실된다는 잘못된 정보 때문이었다. 실제로 헬스장에서 트레이너가 근육을 만들려는 회원들에게 제시하는 식단도 이와 별반 다르지 않다. 아침부터 3시간 간격으로 밤 9시 또는 12시까지 먹을 음식과 양을 정해주는 것이 일반적이다.

그래서 늘 닭가슴살과 채소로 채운 도시락을 싸 가지고 다녔고, 보충제도 챙겨 먹어야 했다. 내 체중에 맞는 단백질 양을 계산해서 먹었고, 시합을 앞두고는 4시간마다 음식을 먹는 규칙을 지키려고 버스나 지하철 안에서 도시락을 꺼내 먹기도 했다. 한번은 가족들과 여행을 다녀오다 교통 정체가 너무 심해서 공복이 길어졌는데, 배고픔을 참지 못해 고속도로 휴게소에서 이것저것 미친 듯이 먹은 적이 있다. 그러고는 집에 와서 새벽 4시까지 약 4시간을 뛰었다.

먹고 싶은 음식을 참아야 하면서도 늘 배고플 새 없이 먹어야 하는 생활. 근육을 만들고 유지하는 것을 직업으로 삼는 대부분의 사람들이 이렇게 살아간다. 선수나 전문 트레이너가 아니더라도 고강도 다이어트를 하는 사람들의 삶 역시 별반 다르지 않을 것이다. 먹고 싶은 것을 참고, 그다지 먹고 싶지 않은 것을 꼬박꼬박 챙겨 먹는 생활 말이다.

그런데 이렇게 먹는 것을 과연 음식이라고 할 수 있을까? 그렇게 먹으면서 살았던 26년간 나는 늘 소화 불량이었고, 역류성 식도염을 달고 살았다. 하지만 간헐적 단식을 하면서 음식을 대하는 나의 자세는 완전히 달라졌고, 내 몸 상태도 완전히 달라졌다. 먹는 즐거움을 되찾았고, 먹고 싶은 것을 참거나 먹기 싫은 것을 억지로 먹어야 하는 고역에서도 벗어났다. 소화 불량과 설사, 역류성 식도염에서 해방됐을 뿐 아니라, 근육은 더욱 단단해졌다.

간헐적 단식을 한 뒤부터는 식사도 금식도 운동도 즐거운 생활이 되었다. '언제까지 이렇게 살아야 하는 거지?'가 아니라 '언제까지고 이렇게 살면 건강하고 행복하겠다'는 확신이 든다.

인생의 즐거움 가운데 먹는 즐거움이 으뜸이라고들 말한다. 그런데 간헐적 단식을 선택하면서부터 먹는 즐거움이 단순히 혀의 즐거움에 머물지 않게 되었다고 생각한다. 음식 스트레스에 서 벗어나 내 몸이 좋아하는 음식을 먹고 더욱 더 건강해지는 비결을 깨달았기 때문이다. 이것이 진정한 식도락이 아니겠는가? 간헐적 단식이 알려준 음식과 나의 윈-윈 관계다.

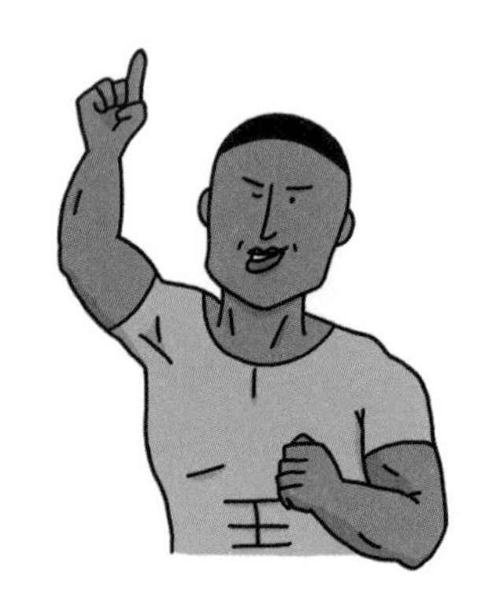

우리 몸을 치유하는 공복의 힘

간헐적 단식은 처음 등장했을 당시에는 단지 살을 빼기 위한 목적의 민간요법 정도로 치부되었지만, 다양한 연구를 통해 공복 상태가 가져다주는 좋은 효과들이 과학적으로 증명되었다.

단식이 주는 공복의 효과

단식이 가져다주는 공복의 이점들 가운데서 다이어터들이 가장 주목하는 것은 체중 감소 효과다. 음식을 먹지 않고 일정 시간이 지나면 체지방을 에너지원으로 사용하기 때문에 체중 감량이 일어난다. 또, 일정 시간 단식 후에는 식사를 하더라도 잉여 영양소들이 근육과 간에 저장되거나 신체를 회복하는 데 주로 쓰이고, 소량만 체지방으로 저장된다는 이점이 있다.

혈당 관리도 공복의 중요한 이점 중 하나다. 음식을 먹지 않는 동안 당연히 혈당이 안정되기 때문에 인슐린 저항성이 개선된다. 이것이 규칙적으로 공복을 유지하는 생활 방식이 당뇨병 예방에 도움이 되는 이유다.

공복은 노화를 지연시키는 효과도 있다. 활성 산소와 세포 내 염증이 줄어들기 때문이다. 활성산소와 세포 내 염증 감소는 암 등 악성 종양을 예방하는 효과도 있다. 장수 유전자인 시르투인(Sirtuin)도 공복일 때 발동한다. 공복 시에는 세포의 재생이 촉진되며, 신체의 청소 및 회복에 도움을 주는 성장 호르몬도 증가하므로 그만큼 젊게 살 수 있다.

소화 기능 개선도 공복의 효과 중 하나다. 많이 먹든 조금 먹든 먹는 행위는 씹고, 분해하고, 소화하고, 흡수하는 과정이 필요하다. 장기들이 계속 일을 할 수밖에 없는 것이다. 하루 세끼를 두 끼로 줄인다고 생각해 보자. 한 끼가 줄어든 만큼 소화 기관은 쉬는 시간을 갖게 되고 이는 소화 기능 개선으로 이어진다.

특히 주목할 개념이 '자가 포식(오토파지, auto-phagy)'이다. 자가 포식은 노후되었거나 망가진 세포 속 단백질을 이용해 에너지원을 만드는 과정인데, 영양 결핍 상태에 이르러야 가동된다. 그래서 일정 정도의 공복 상태를 유지하는 것이 전제 조건이다. 간헐적 단식이든 원푸드 단식이든 36시간 단식이든지 간에 공복 상태가 이어져서 생존을 위해 영양분이 더 필요하다고 판단되면, 몸 이곳저곳에 있는 망가진 세포를 분해해 에너지원을 충당하는 것이다.

그러니 '굶는다'가 아니라 '공복의 이점을 누린다'는 마음을 갖자. 간헐적 단식은 내 몸이 이득을 보기 위해 '공복의 규칙'을 정해주는 것이다. "두 끼를 먹는 동안은 충분한 영양을 공급해 줄 테니 그것을 에너지원으로 쓰고, 단식하는 동안에는 자가 포식으로 스스로 에너지원을 만들고 치유도 하라."는 규칙 말이다.

단식과 기아는 다르다

공복 상태가 일정 시간 유지되는 현상은 같지만 그냥 굶는 것과 단식은 엄연한 차이가 있다. 그 차이는 스트레스 정도에 따라 갈리는데, 놀랍게도 정반대의 결과가 나타난다.

어떤 차이가 있는 걸까. 기아와 단식의 차이는 우리 몸이 받는 스트레스 정도에 좌우된다. 계획적 단식은 일정 공복 시간 뒤에 영양분을 섭취하는 시간이 뒤따른다(규칙). 그렇기에 약속된 단식 시간 동안 영양소가 공급되지 않더라도 오토파지로 재생산 에너지를 만들고 체지방을 태워 정상적인 대사를 유지한다.

하지만 단순히 굶기만 하면 우리 몸은 언제 영양소를 섭취하게 될지 알 수 없어 훨씬 큰 스트레스를 받게 된다. 그래서 이를 '기아' 상태로 인식해 저칼로리 다이어트를 할 때처럼 에너지 소비를 최소한으로 줄여 대사를 낮추고 절전 모드에 돌입한다.

가끔 "며칠이나 굶었는데 살이 하나도 안 빠졌다"고 말하는 사람들이 있다. 영양소 비축은 없이 굶기만 하다 보니 최소한의 대사 활동만 유지할 뿐 체지방을 태워서 쓰는 과정이 일어나지 않은 결과다. 이렇게 굶은 뒤에는 조금만 음식을 먹어도 기를 쓰고 저장만 하게 된다. 이 역시도 규칙적인 공복 직후에 음식을 먹었을 때 나타나는 영양소 처리와 정반대의 모습이다.

마라톤으로 알아보는 단식 효과

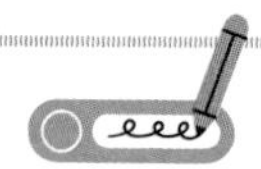

공복 상태일 때 체지방을 분해해서 에너지로 쓰는 메커니즘을 잘 보여주는 운동이 마라톤이다. 마라토너들은 42.195km라는 엄청난 거리를 2~3시간 동안 쉬지 않고 달린다. 그것도 일반인들이 조금 빠르게 뛴다고 할 정도의 속도로 말이다.

달리기 초반에는 운동하기 전에 먹은 음식이나, 근육 속에 저장된 글리코겐*을 에너지로 사용한다. 그러다 에너지가 부족해지면 이 때부터는 체지방을 태워서 에너지로 쓴다. 단식으로 인한 공복 상태와 똑같은 과정이 일어나는 것이다.

마라톤이 급격한 에너지 소모를 일으켜 단시간에 체지방을 태운다면, 계획적인 단식은 주기적 공복을 반복함으로써 체지방을 활활 태우는 몸을 만들어준다.

* **글리코겐** 동물과 인간의 몸에서 주로 간과 근육에 저장되는 다당류(복합 탄수화물)이다. 글리코겐은 포도당을 저장하는 하나의 형태로 포도당 공급이 과잉일 때 저장했다가 에너지가 필요할 때 사용한다.

간헐적 단식의 놀라운 효과

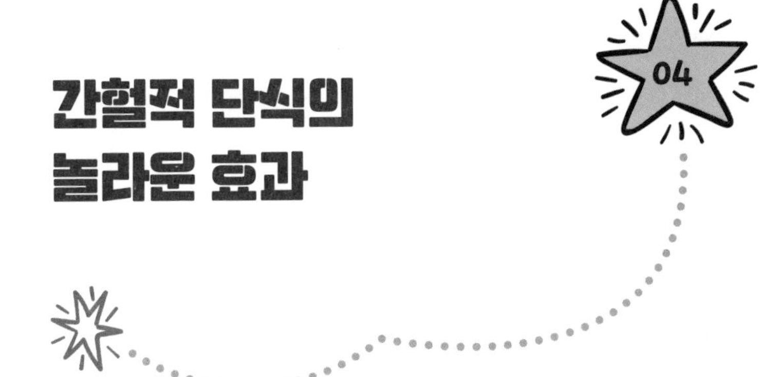

내가 간헐적 단식을 시작한 것은 마음껏 먹으면서도 체중을 관리할 수 있다는 이유 때문이었지만 간헐적 단식을 전파하게 된 이유는 그것과는 비교조차 할 수 없을 귀중한 경험을 했기 때문이다.

숙면

고강도 다이어트를 할 때는 하루 종일 신경이 날카롭게 서 있고 밤에는 허기가 져 잠들기 어려웠다. 에너지를 많이 소비해서 배가 고프니 쉽게 잠들지 못하는 것이 당연했다. 그런데 간헐적 단식 이후 한 끼를 먹더라도 건강한 음식을 배부르게 먹으니 에너지가 넘쳐 공복감을 거의 느끼지 못했고 밤에도 배고픔 없이 잠을 잘 잘 수 있었다. 어느날 저절로 불면증이 사라졌다.

근육통 해소

근력 운동을 많이 하면 근육에 염증 반응이 생겨 근육통을 달고 살게 된다. 하지만 간헐적 단식을 하면 몸이 쉴 수 있는 공복 시간을 확보할 수 있는 데다가 그 시간에 자가 치료(오토파지)도 되니 근육통이 사라졌다.

스트레스 해소

저칼로리 다이어트를 하던 시절엔 먹고 싶은데 못 먹으니까 짜증이 많이 나고 늘 예민했다. 모임이 있을 때면 특히나 더 했다. 하지만 간헐적 단식 이후에는 먹고 싶은 음식을 못 먹는 스트레스와 영영 이별했다. 수많은 건강한 음식 중에 뭘 먹을지 골라야 한다는 행복한 고민이 스트레스라면 스트레스다.

눈 건강 증진

40대가 되면서 피로하면 눈이 침침해지는 증상이 생겼고 노안 증세도 시작되었는데 그러한 증상들이 사라졌다. 충분한 영양분이 공급되고 케톤 대사가 잘되면 눈 건강도 많이 좋아진다는 사실을 확실히 느낄 수 있었다.

탈모 개선

탈모로 스트레스 받는 사람들 가운데 간헐적 단식을 하고 나서 탈모 증상이 상당히 완화되었다는 경험담이 적지 않다. 탈모에는 여러 가지 원인이 있겠지만 다이어트로 인한 무리한 절식에서 오는 영양 결핍이 주범인 경우가 많다(특히 여성 탈모). 머리카락을 만드는 모근에도 충분한 영양이 공급돼야 건강한 머리카락을 만들 수 있는 것이다.

디톡스 효과

간헐적 단식으로 자가 포식이 일어나면 우리 몸의 불필요한 찌꺼기 세포나 종양 세포들을 제거하기 때문에 염증성 질환 예방, 면역력 강화, 암 예방 등에서 중요한 역할을 한다고 알려졌다. 공복 중 우리 몸은 스스로 청소를 하는 디톡스 시간을 갖는 것이다.

간헐적 단식
어떻게 실천해야 할까?

단식의 종류는 약 2만 가지가 있다고 하는데, 최근 10년간 국내에서 가장 인기 있고 화제성 높은 단식 방법은 단연 '간헐적 단식'이 아닐까 생각한다.

간헐적 단식이 대중적으로 널리 알려지게 된 것은 2013년 SBS에서 방영한 다큐멘터리 〈SBS 스페셜 끼니반란-간헐적 단식〉을 통해서였다. 내게 간헐적 단식의 효과를 묻는 질문이 빗발쳤던 것도 이 다큐멘터리 방송 직후였다.

당시 방송 내용 중 8시간에 걸쳐 두 끼를 먹고 나머지 16시간은 음식을 먹지 않는 '16:8 단식', 일주일 중 5일간 식사를 하고 이틀은 음식을 먹지 않는 '5:2 단식'이 특히 주목을 받았다. 먹고 싶은 것을 다 먹는데도 다이어트 효과가 뛰어나며, 연예인들이 몸매 관리를 위해 즐겨 하는 단식법이라는 사실까지 소개되어 그야말로 장안의 화제였다.

간헐적 단식을 하는 방법에는 이 밖에도 하루 한 끼만 먹고 나머지(23시간)는 공복을 유지하는 23:1 단식도 있는데, 아무래도 하루 세끼를 먹다 한 끼로 줄이기는 쉽지 않기에 16:8 단식이 가장 인기가 높다. 16:8 단식을 하는 방법은 대개 두 끼를 먹고 한 끼를 줄이는 것인데 아침 식사를 거르거나 저녁 식사를 거르는 방식으로 진행하며 내용은 다음과 같다.

16:8 아침 식사 거르기

낮 12~1시에 점심을, 오후 8~9시에 저녁을 먹는다. 다음 날 낮 12시까지 공복을 유지한다. (수면의 질을 높이려면 취침 3시간 전에는 식사를 마치는 것이 좋다.)

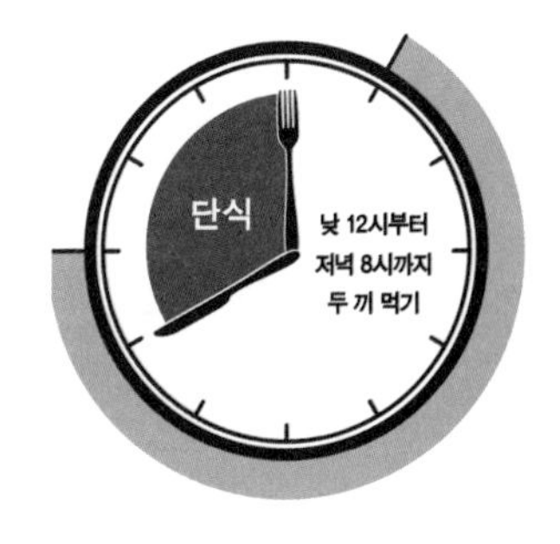

저녁을 든든히 먹고 양질의 수면을 취하면 아침식사를 건너뛰는 것이 힘들지 않기 때문에 가장 많이 하는 방법이다. 원래 아침을 먹지 않던 사람의 경우에는 시간만 잘 지키면 원래 식습관대로 하루 두 끼를 먹는 셈이어서 단식을 한다는 느낌조차 들지 않으므로 여건이 허락되는 한 가장 성공률이 높은 단식 방법이라고 할 수 있다.

16:8 저녁 식사 거르기

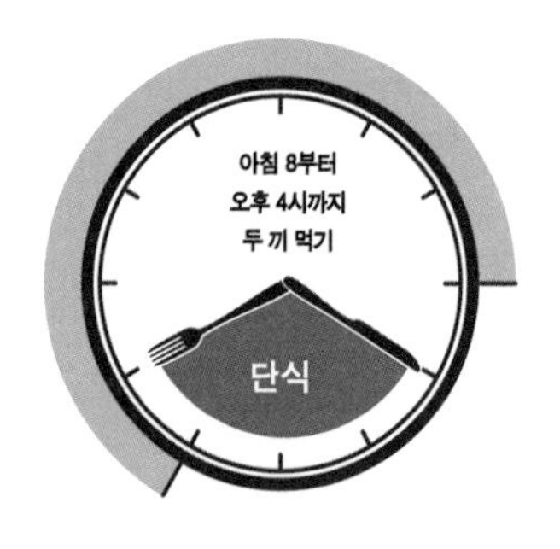

오전 6~8시에 아침을, 오후 2~4시에 점심을 먹고, 다음 날 아침까지 공복을 유지한다. 늦은 점심을 든든히 먹으면 저녁을 건너뛰기가 어렵지 않다. 일찍 잠자리에 들어 충분한 수면을 취하고 다음 날 일찍 일어나 즐겁게 아침 식사를 하면 된다.

끼니를 거른다는 부담감이 적다는 점 때문에 16:8 단식을 가장 선호하지만, 간헐적 단식 중 효과가 가장 높은 것은 24시간 단식, 즉 1일 1식이라고 한다. 단식으로 감소하는 인슐린 중 70%가 24시간 안에 감소되며, 지방을 에너지원으로 쓰기 시작했다는 신호인 지방산도 단식 시작 후 18~24시간 사이에 가장 많이 늘기 때문이다.

이처럼 간헐적 단식은 먹는 시간과 단식 시간을 잘 지키는 것이 전부다. 그럼에도 감량의 효과는 뛰어나고 건강 증진 효과도 있는 이 멋진 다이어트를 할까 말까 망설일 이유가 없다.

"16시간이나 내리 굶는다고?" 하지 말고, "정말 8시간 동안 마음껏 먹어도 돼?" 하는 마음으로 시작해보자.

그런데 간헐적 단식을 할 때 한 가지 유념해야 될 점은 있다. 효과적인 단식이 되려면 자신이 감당할 수 있는 수준으로 진행해야 된다는 것이다. 단식이 아무리 몸에 좋다고는 하나 굶는 것에 민감하고 참기 어려운 사람이 무리하게 36시간 단식을 감행한다든지 하면 몸이 극심한 스트레스를 받을 수 있다. 단식을 안 하는 것만 못한 결과다.

평소 스트레스를 잘 받는 편이라면 처음부터 시간을 정해 놓고 단식 프로그램을 바로 시작하기보다는 한 끼 정도를 걸러본다는 가벼운 마음으로 접근하는 것이 좋겠다. 오늘은 크게 힘든 일이 없으니 한 끼 단식에 도전해 볼까, 요 며칠 너무 과식한 것 같으니 며칠만 아침 식사를 걸러볼까 하는 마음으로 시작하는 것이다.

그 과정에서 공복의 즐거움을 조금이라도 느낀다면 본격적인 단식에 돌입할 때 마음이 훨씬 편해질 것이다. 운동을 시작할 때 준비 운동부터 하듯이 단식에도 준비 운동이 필요하다.

column

다양한 간헐적 단식

간헐적 단식에는 16:8 단식 외에도 다양한 방법이 있다. 16:8 프로그램을 가장 많이 하는 이유는 수면 시간 외의 8시간 동안 두 끼를 먹으면 평상시 식사에서 한 끼만 거르는 셈인데다, 좋은 음식을 넉넉히 먹는다면 두 끼만 먹어도 공복을 견디기가 그다지 어렵지 않기 때문이다. 하지만 식사를 거르는 것이 힘들지 않고, 좀 더 확실한 공복의 효과를 얻고 싶다면 다음의 방법들도 고려해 보자.

✻ 20:4 단식

20시간 단식 후 4시간 동안에 한두 끼의 식사를 하는 방법.

✻ 23:1 단식

23시간 단식을 한 후 1시간 안에 식사를 해야 하기 때문에 1일 1식의 효과를 극대화할 수 있다. 한 끼를 먹는 것이므로 영양 부족 상태가 되지 않도록 양질의 건강한 음식을 먹어야 한다.

✻ 24시간 단식

24시간 동안 단식을 하고 식사를 하는 방법. 가장 효과적인 간헐적 단식법으로 알려져 있다. 공복 후 18~24시간 사이에 체지방을 에너지원으로 가장 많이 소모하기 때문이다. 일주일에 1~2회만 하는 것이 좋다.

✻ 5:2 단식

일주일 중 5일간 일반적인 식사를 하고, 이틀은 단식하는 방법. 5일간 건강한 음식을 먹어서 대사를 올리는 것이 중요하다. 단식하는 이틀간 완전히 굶지 않고 하루 500~600kcal 정도로 제한된 식사를 하기도 한다. 이틀 연속 단식을 해도 되고, 7일 중에 하루씩 단식일을 두어도 된다.

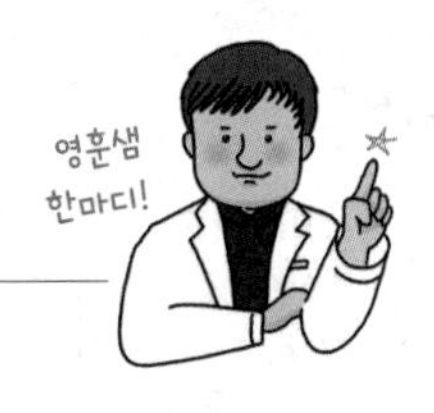

✳ 격일 단식

24시간 단식을 하루 걸러 하는 방법. 단식하지 않는 날에는 건강한 식단을 하고, 단식일에는 금식을 하거나 500kcal 이하로 먹는다. 고강도 단식이어서 장기간 계속할 경우 스트레스 등에 시달릴 수 있다.

성공적인 단식을 위해 버려야 할 습관

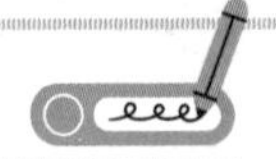

❶ 아무거나 많이 먹기

처음에는 한 끼만 줄여도 살이 빠지는 듯하고 컨디션이 좋아지고 있다는 생각이 들지도 모른다. 하지만 우리 몸은 안 좋은 습관에 더 빨리 적응한다. 영양분이 늘 넘치도록 들어오는데 굳이 자가 포식을 하겠는가? 인슐린을 자극하지 않는 영양가 높은 음식을 먹는 것이 중요!

❷ 밤늦게까지 TV 보기, 먹방 보기

음식에 노출되는 것을 최대한 피해야 한다. 드라마나 먹방에서 맛있는 음식을 먹는 장면이 나오면 식탐이 그리 강하지 않았던 사람이라도 먹고 싶다는 욕구가 증가한다. 평소에 별로 좋아하지 않던 음식조차도 먹고 싶어질 것이다. 단식 초기에는 먹방 같은 건 멀리하자.

❸ 자주 먹기

예를 들어 16:8 간헐적 단식은 16시간 공복 시간을 갖고 8시간 동안 두 끼를 먹으란 말이다. 그런데 자기 편한 대로 해석해 8시간 동안 끼니를 구분하지 않고 자주 먹는다면 먹는 양이 많지 않더라도 8시간 내내 인슐린이 자극되어 단식을 하는 의미가 없다. 절대 금해야 할 행동이다.

06

간헐적 단식만 유지하면 아무거나 먹어도 괜찮다?

간헐적 단식을 '공복 시간만 잘 지키면 피자든 떡볶이든 마음껏 먹을 수 있는 단식'으로 알고 있는 분들이 많은데, 크게 오해하고 있는 것이다. 또 한 번 강조하는데 아무거나 먹는 게 아니라 좋은 음식을 먹어야 한다. 아무거나 막 먹는 것이 목적이 아니라 스트레스 없이 건강하게 살을 빼는 것이 목적이라면 말이다.

16:8 간헐적 단식을 하면서 귀중한 8시간 동안 영양가 없고 몸에 좋지 않은 음식만 먹는다면 결국은 저칼로리 다이어트와 다를 바 없다. 우리 몸이 공복을 휴식 시간으로 인식하려면 충분한 에너지원이 미리 공급되어 있어야 한다. 그것이 충족되지 않으면 몸은 에너지가 부족함을 느끼고 대사를 낮춰 생존에만 에너지를 쓸 것이다.

나 역시 간헐적 단식 초기에 기존 다이어트 식단에서 벗어난 해방감에 가리지 않고 막 먹었던 경험이 있다. 그런 시간이 길어지자 몸은 곧 반응을 보였다. 체중도 늘었고 컨디션도 간헐적 단식을 처음 시작할 때보다 좋지 않은 것이 느껴졌다. 공복 시간을 더 늘려 24시간, 36시간 단식도 해보았지만 별 효과는 없었다.

그런 시기에 운 좋게도 〈지방의 누명〉 3부작을 만났고, 그 다큐멘터리 제작에 자문을 한 이영훈 원장을 만났다. 그리고 이 만남으로 나의 다이어트는 한 단계 업그레이드되었다.

"탄수화물만 줄이면 무엇이든 마음껏 먹을 수 있다"는 주장은 처음 듣기에는 어딘지 미심쩍어 보였지만 서구에서는 20년 이상 이 식단이 각광받아 왔으며, 관련된 연구 결과들은 그 주장을 뒷받침하기 충분했다. 또한 저탄고지 다이어트로 살도 빼고 건강도 회복한 이영훈 원장의 사례가 무엇보다 내게 다가왔다.

다큐멘터리 내용이 놀라웠고 어느 정도 타당하게 느껴지기는 했지만, 오랫동안 '지방이 혈관을 막는다. 심장병을 유발한다'는 부정적 정보만 들어왔기에 의구심을 완전히 지울 수는 없었던 것이 사실이다. 그런데 의사인 자신이 크게 효과를 보았고, 과학적인 연구 결과들도 충분히 확인했다는 설명을 듣자 의구심이 확신으로 바뀌었다.

나는 주저함 없이 저탄고지 식단에 뛰어들었고, 간헐적 단식도 하던 대로 진행했다. 저탄고지와 간헐적 단식, 이 두 가지를 병행한 효과는 기대했던 것 이상으로 대단해서 그야말로 '다이어트의 신세계'를 경험하게 해주었다. 그리고 무엇보다 몸이 건강해졌다. 극단적인 절식과 병행하는 고강도의 운동은 인간의 몸에 큰 부담을 주는 생활 방식이 아닐 수 없다. 그런데 극단적인 절식을 하지도 않고, 이전보다 운동은 덜 해도 근육은 더욱 힘이 생기니 몸이 건강해지는 것은 당연한 결과였다.

탄수화물을 제한하는 것은 단식과 비슷한 효과를 갖는다. 공복시간 동안 오토파지가 활발해지는 것과 같은 원리인데, 인슐린을 자극하는 탄수화물을 멀리하고 대신 인슐린을 자극하지 않는 포화지방을 가까이하면 대사가 활발해지고 체지방이 분해된다(자세한 내용은 3장에서 다룬다). 그래서 간헐적 단식을 하는 사람에게 가장 좋은 식단이 저탄고지이고, 저탄고지 식단을 하는 사람에게 가장 좋은 식사법이 간헐적 단식이다.

column ☆ 오늘 먹은 것이 내일의 내가 된다!

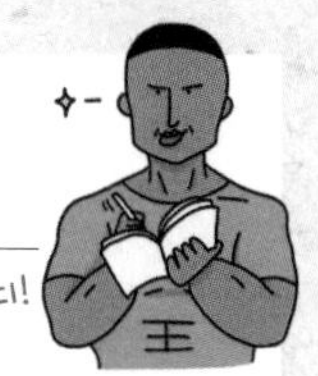

"뭘 그렇게까지 가려 먹으면서 하루 열 몇 시간을 굶나?"고 한 마디씩 하는 사람들이 있다. 그럴 때 나는 이렇게 답한다. "집에 도둑이 들어서 돈이며 귀중품을 자꾸 훔쳐 가는데 도둑맞은 만큼 계속 채워놓으면 문제를 해결한 걸까요? 그런 일이 반복되면 도둑맞은 물건을 다시 사다 놓을 것이 아니라, 현관문과 창문의 자물쇠를 고치고 CCTV도 설치하는 등 근본 대책을 세워야지요"라고 말이다.

건강도 마찬가지다. 지방이 쌓이면 지방 흡입술로 지방을 제거하고, 컨디션이 나쁘면 영양제 주사를 맞는 건 근본 해결책이 아니라 임시방편이다. 근본 원인을 해결하는 일을 미룰수록 나만 손해다. 특히 건강은 어떤 이유에서도 타협할 성질의 것이 아니다.

간헐적 단식과 저탄고지 다이어트는 가장 좋은 해결책인 동시에 미래를 위한 가장 확실한 준비이기도 하다. 인간이 늙어가는 건 어떤 방법으로도 막을 수 없지만 빨리 늙는 것은 막을 수 있다. 어떻게? 우리 몸속 청소부가 청소를 제대로 해주면 최대한 천천히 늙을 수 있다. 같은 날에 태어났다고 다 똑같이 늙는 것은 아니니까 말이다.

똑같은 물건도 어떤 사람은 몇 년을 써도 새것 같고 어떤 사람은 한 달을 썼는데 10년 된 것처럼 더러워지기도 한다. 노화의 속도 역시 본인의 노력 여하에 따라 얼마든지 달라질 수 있다.

식습관을 바꾸는 것이 쉬운 일은 아니지만 돈이 없어서 못하거나 엄청난 희생이 뒤따르는 일도 아니다. 우리 삶에서 노력한 만큼 결과를 낼 수 있는 일이 그리 흔치 않은데 내가 노력한 만큼 그대로 결실을 맺을 수 있는 보람찬 일이기도 하다. 내가 입버릇처럼 하는 말이 있다. 이 말을 기억하고 내일의 나를 위해 오늘을 투자하자!

"오늘 먹은 것이 내일의 내가 된다."

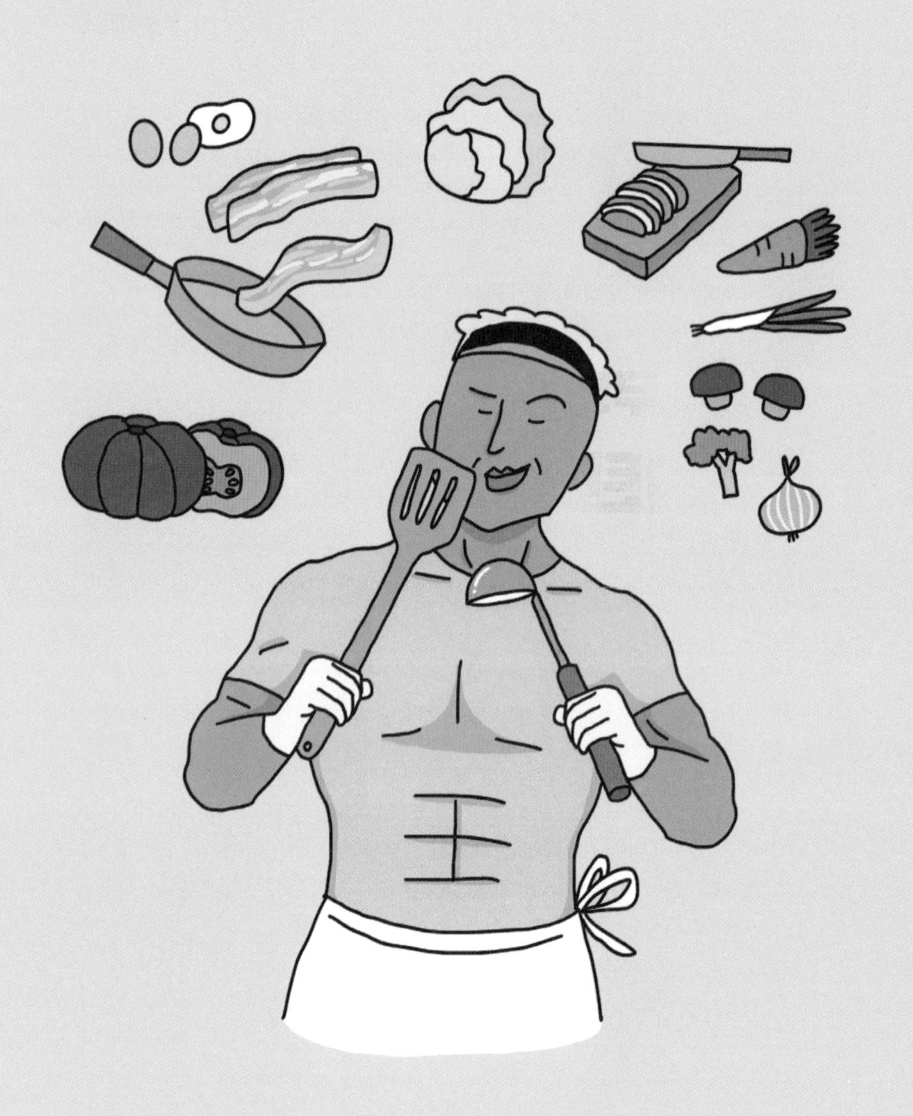

무엇을 먹어야 할까?
저탄고지 다이어트

살이 찐다는 것은 우리 몸의 고장 신호

살을 빼겠다는 사람은 정말 많은데 살을 찌우겠다는 사람은 주변에 눈 씻고 찾아봐도 없다. 각자의 체질과 건강 상태가 다르니 건강의 측면에서든 체형의 측면에서든 사람마다 적정 체중이 다를 텐데 너나없이 다들 살을 빼겠다고만 한다. 날씬하지 않으면 근사해 보이지도 않거니와 자칫 게으르고 무절제한 사람처럼 보일 수도 있어서 그럴 것이다.

왜 살이 찔까? 많이 먹어도 살이 안 쪄서 부러움의 대상이 되는 사람도 있고, 물만 먹어도 살이 찐다고 할 정도로 살이 잘 찌는 사람도 있다.

"난 정말 억울해. 그다지 많이 먹지도 않는데 살이 팍팍 찐다니까." "전 저주받은 몸인가 봐요. 별의별 다이어트를 다 해봤는데도 매번 요요 현상이 와요." "몸무게가 100kg이 넘는데 누굴 탓하겠어요. 식탐을 못 참아서 잔뜩 먹고 운동도 안 하니 다 제 탓이죠."

살이 찐 이유도 사연도 사람마다 제각각이지만 한 가지 공통점이 있다. 바로 '많이 먹어서' 그렇다고 생각한다는 점이다. 체질이나 생활 습관에 따라 약간의 차이는 있겠지만 근본적인 문제는 '많이 먹는 것'이라고 생각하는 것이다.

왜 살이 찌는 것인지 그 이유를 놓고 인풋(섭취)이 많은 것이 절대적인 원인이라느니, 쉽게 살이 찌는 체질이라서 그렇다느니, 운동을 게을리해서 그렇다느니…. 원인도 다양하고 진단도 다양하다. 물만 먹어도 살이 찐다고 할 정도로 살이 잘 찌는 사람이 있는가 하면, 식사량은 많고 운동량이 적은데도 비교적 늘씬한 사람이 있다. 과연 식사량이나 운동량, 타고난 체질이나 노력 여부가 살이 찌는 이유가 맞기는 한 걸까?

결론부터 말하면 식사량이나 운동량이 살이 찌는 데 영향을 미치지 않는 것은 아니지만 결정적 요인은 아니다. 식사량, 운동량 그 자체보다 무엇을 먹고 어떻게 생활하느냐가 살이 찌고 안 찌고를 좌우한다. 먹는 것을 비롯한 평상 시 생활습관이 대사에 결정적 영향을 미치기 때문이다. 음식과 대사의 관계를 조금만 찬찬히 들여다보면 살이 왜 찌는지, 어떻게 하면 건강도 지키고 살도 뺄 수 있는지 그 실마리를 찾을 수 있다.

살을 빼려면 살이 찌는 이유부터 알아야 한다. 다이어트는 개인의 노력 여하에 달렸거나, 체질에 따라 더 잘되고 안되는 문제만은 아니다. 비만이 생기는 이유는 대사를 조절하는 호르몬 간의 균형이 무너졌기 때문이며, 그래서 세계보건기구(WHO)는 이미 1996년에 "비만은 질병이다"고 정의 내렸다.

그렇다면 무너진 호르몬 균형을 회복해 비만에서 벗어나고 건강하게 사는 방법은 무엇일까? 지금부터 차근차근 알아보도록 하자.

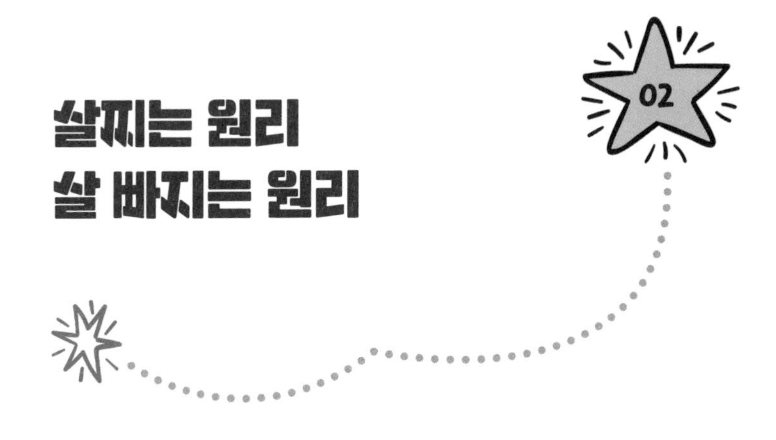

살찌는 원리 살 빠지는 원리

인간의 몸은 체중을 적절한 수준으로 유지하고자 끊임없이 노력한다. 적정 체중일 때 최상의 컨디션을 유지할 수 있기 때문이다. 이처럼 체중을 유지하려는 자정 노력이 있는데도 왜 살이 찔까? 그 이유는 앞서 말했듯 바로 호르몬의 균형이 깨졌기 때문이다.

호르몬과 관련된 얘기는 조금 딱딱한 내용일 수 있지만, 식생활 그리고 다이어트와 관련해 정확한 관점을 가지려면 반드시 이해하고 넘어가야 한다. 호르몬과 대사를 고려하지 않고 무턱대고 다이어트를 하면 비효율적일 뿐만 아니라 여러 부작용을 동반할 수 있다는 사실을 잊지 말자.

최상의 컨디션은 에너지 대사를 관장하는 호르몬이 제대로 기능할 때 유지된다. 에너지 대사에 관여하는 호르몬은 많지만 가장 중요한 역할을 하는 호르몬은 그렐린, 렙틴, 인슐린이라 할 것이다. 각 호르몬의 역할을 정리하면 다음과 같다.

그렐린

그렐린(ghrelin)은 허기를 느낄 때 위에서 분비된다. 배가 고프면 그렐린이 분비되면서 뇌에 신호를 보낸다. 에너지가 부족하니 식사를 하라고 알려주는 것이다. 식사 전에 그렐린 수치가 증가하여 식욕을 자극하고, 식사 후 포만감이 생기면 그 수치가 감소한다. (그렐린은 또한 성장 호르몬의 분비를 촉진하는 역할도 한다.)

그렐린 분비가 원활하지 못하다면 어떻게 될까? 에너지를 보충해야 할 때를 못 느끼니 영양 결핍 상태를 초래할 것이며 몸이 점점 약해질 것이다.

렙틴

렙틴(leptin)은 지방 세포에서 분비되며, 식욕을 억제하고 에너지를 소비하도록 이끄는 역할을 한다. 몸에 에너지가 충만한 상태가 되면 렙틴이 분비되면서 뇌에 신호를 보낸다. '더 먹지 않아도 돼!'라고. 이것이 식욕을 스스로 억제하는 절차다.

렙틴이 없다면 끊임없이 허기를 느끼게 될 것이다. 또 체내 지방량이 증가할 때도 렙틴 분비가 늘어나 식사를 줄이고 에너지 소비

식욕에 관여하는 호르몬의 식전 식후 변화

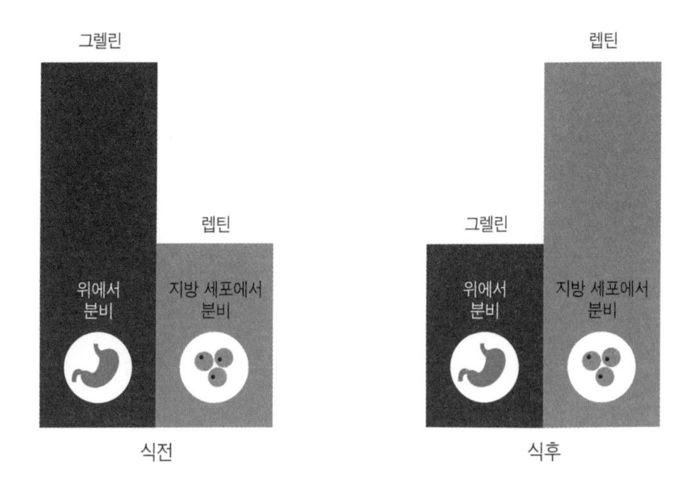

를 촉진하도록 뇌에 신호를 보내는 역할을 한다. 렙틴의 이러한 역할 때문에 살 빠지는 호르몬이라는 별명도 생겼다.

인슐린

인슐린(insulin)은 췌장에서 분비되며 주로 혈당치를 조절하는 데 중요한 역할을 한다. 식사 후 혈당 수치가 올라가면 인슐린이 분비되어, 세포가 포도당을 흡수하고 에너지로 사용하도록 신호를 보낸다. 혈당 수치가 높을 때는 지방과 근육 세포가 포도당을 저장하도록 명령하여 혈당 수치를 떨어뜨리고 반대의 경우에는 지방과 근육 세포에 저장된 영양소를 분해해서 혈류로 보낸다.

이 세 가지 호르몬은 상호 작용하며 대사를 관리한다. 렙틴과 인슐린 수치가 높으면 그렐린의 활성을 억제할 수 있다. 반대로 그렐린 수준이 높으면 렙틴과 인슐린 수치가 떨어진다. 이러한 호르몬들의 상호 작용은 식사 시간, 에너지 균형, 체중 조절에 중요한 영향을 미치며, 이들의 균형이 깨지면 살도 찌고 건강에도 문제가 생긴다.

가장 큰 문제는 탄수화물(당질)을 자주, 많이 섭취해서 인슐린이 자주, 많이 분비되다가 어느 시점부터 인슐린이 제 역할을 못하게 될 때 생긴다. 이전과 똑같은 양의 인슐린이 분비되더라도 기능이 떨어져서 포도당을 제대로 처리하지 못하는 것이다. 이 상태를 '인슐린 저항성' 상태라고 부른다. 건강의 측면에서도 다이어트의 측면에서도 중요한 개념이니 '인슐린 저항성'을 꼭 기억하자.

인슐린의 기능이 떨어져 세포에 제대 공급되지 못한 포도당이 혈액 속에 남아 있으면 혈당치가 높아져 고혈당 상태에 빠져든다. 그래서 인슐린 저항성 상태가 지속되면 당뇨병이 발병한다.

또 인슐린 수치가 높으면 인슐린과 렙틴 사이의 균형이 무너진다. 혈중 인슐린 수치가 높으면 렙틴 호르몬이 뇌까지 전달되지 않는 '렙틴 저항성'이 생기는 것이 그 시작인데, 식욕 억제 호르몬인 렙틴이 뇌에 신호를 보내지 않으니 포만감을 느끼지 못해서 식사량 조절이 힘들어진다. 인슐린 수치가 높은 것만으로도 이미 피하지방, 내장 지방, 지방간이 늘어난 상태인데 포만감마저 못 느끼면 그야말로 진퇴양난에 빠진 꼴이 아닐 수 없다.

혈당치를 높이는 음식(탄수화물)을 많이 먹으면 쉽게 살이 찌고, 혈당치를 낮추는 식생활(저탄고지)을 하면 비만을 예방할 수 있다. 음식과 혈당치의 관계가 다이어트의 핵심이며, 이 장에서 설명하는 저탄고지 다이어트는 혈당치를 조절하는 호르몬인 인슐린을 관리하는 가장 효과적이고 건강한 다이어트 방법이다.

인슐린의 작용과 살이 찌는 원리

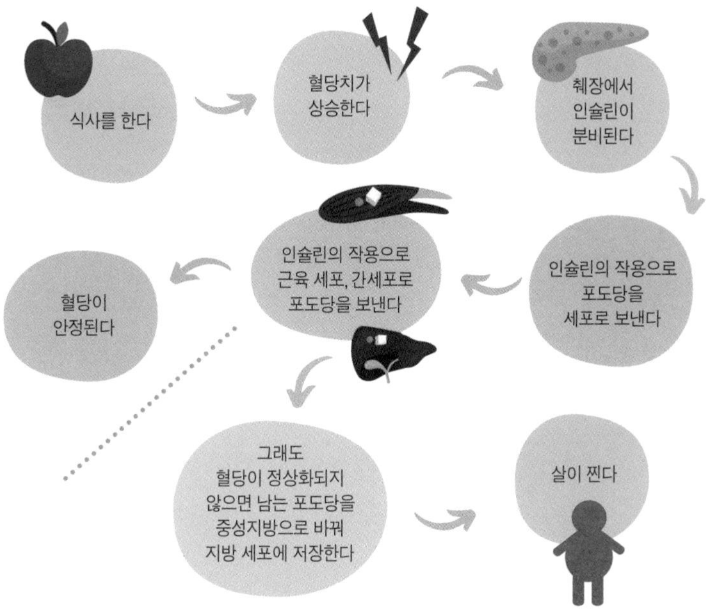

식사를 한다

혈당치가 상승한다

췌장에서 인슐린이 분비된다

인슐린의 작용으로 포도당을 세포로 보낸다

인슐린의 작용으로 근육 세포, 간세포로 포도당을 보낸다

혈당이 안정된다

그래도 혈당이 정상화되지 않으면 남는 포도당을 중성지방으로 바꿔 지방 세포에 저장한다

살이 찐다

살을 빼려면 인슐린 저항성부터 체크!

과체중 혹은 비만인 사람들 중 약 70%가 인슐린 저항성 상태이며 인슐린 수치가 높은 아이들은 성인이 됐을 때 비만이 될 확률이 36배나 높은 것으로 확인되었다. 또한 제중이 줄어들수록 인슐린 민감성이 호전된다는 많은 연구 결과도 발표되었다.

미국은 1971년부터 39년간 1일 권장 섭취 칼로리에서 지방의 비율을 줄였는데 그 결과 비만 인구가 2배로 늘었고 당뇨병 환자는 2.5배 늘었다. 이유가 무엇일까? 바로 줄어든 지방 섭취량의 자리를 탄수화물, 즉 당질이 메꾸었기 때문이다. 특히 패스트푸드의 섭취는 당질 섭취를 늘리는 주요한 원인이 되었다.

미국 성인 인구 중 최대 85%가 인슐린 저항성을 갖고 있다는 연구 결과가 발표된 바 있으며, 북미 어린이의 최대 10%가 인슐린 저항성을 갖고 있다고 한다. (우리나라 역시 해마다 당뇨병 환자가 늘고 있는 것을 보면 비슷한 방향으로 가고 있지 않을까 생각된다.)

인슐린 저항성 상태가 무서운 이유는 폭식과 비만의 굴레에서 헤어나올 수 없도록 만들기 때문이다. 인슐린이 제 역할을 못해서 세포에 에너지원이 충분히 공급되지 않으면 만성적으로 활력이 부족한 상태가 된다. 몸 쓰는 일을 하건, 두뇌 활동이 많은 일을 하건 쉽게 지칠 수밖에 없는데, 흔히 '당 떨어졌다'고 표현하는 그런 상태다.

이때 에너지를 가장 쉽고 빠르게 끌어올릴 수 있는 방법이 탄수화물을 섭취하는 것이다. 그중에서도 가공 당분으로 만든 음식이 속성으로 기운을 차리는 데는 특효약인데 달콤한 음료수, 빵, 과자, 초콜릿 같은 것들이다.

이런 음식들은 흡수가 빨라서 금방 혈당치를 올리기 때문에 일시적으로 허기도 가시고 기분도 좋게 만든다. 특히 요즘은 섭취하기 쉽고 흡수도 빠른 가공 당분으로 만든 간식들이 워낙 흔하다 보니 조금만 피곤해도 이를 해결하기 위해 이런 간식을 먹는 것이 습관이 되었다.

어떤 일이든 눈앞의 문제에서 쉽게 벗어나게 해주는 미봉책을 쓸수록 문제가 더 악화되는 것처럼 당질로 쉽게 쉽게 에너지를 채우다 보면 몸은 걷잡을 수 없이 망가진다. 대사는 점점 떨어지고 살은 찌는데 에너지원이 부족하니 음식의 종류와 양을 조절하기란 여간 어려운 일이 아니다.

식사를 최대한 적게 하고 간식도 줄여보고자 애쓰는 사람도 있겠지만, 부족한 에너지가 쉽게 채워질 리 없으니 오래 버티기도 힘들다. 섭취량을 크게 줄이면 우리 몸은 생존 모드로 전환해 대사를 최대한 낮출 것이고, 그렇다고 섭취량을 줄이지 않으면 탄수화물 과잉 상태가 유지되니 진퇴양난이다.

운동으로 살을 빼는 것도 쉽지 않다. 몸에 에너지가 부족하면 열심히 운동하고 싶어도 몸이 따라주지 않을 것은 두말하면 잔소리다. 적게 먹으면서 운동도 해보려고 애쓰는데 살이 자꾸 찐다면 스트레스는 최고조로 치닫게 될 것이다.

이때 스트레스를 해소하기 위해 또 단것이나 탄수화물을 먹는다. 탄수화물을 섭취해 혈당치가 상승하면 행복감과 쾌감을 주는 신경 전달 물질 세르토닌과 도파민이 분비되어 잠깐이나마 스트레스가 해소된 것 같은 느낌을 주기 때문이다. 이렇게 탄수화물에 중독되어 가고 몸은 망가져 간다.

과잉 탄수화물은 혈당치를 높이고 인슐린 과다 분비를 일으켜 체지방을 증가시킨다. 이런 과정을 겪으면서 대사는 엉망이 되고 살은 더 찌고 스트레스는 다시 증가한다. 이 악순환을 끊어낼 수 있는 방법은 결국 끼니 수를 줄이고, 일정 시간 공복을 유지하며, 인슐린을 자극하지 않는 음식을 먹는 것이다.

특히 인슐린 문제는 비만 치료와 대사 회복을 위해 반드시 해결해야 한다. 다음 섹션부터는 비만과 건강 악화의 원인이 되는 인슐린 저항성을 개선할 수 있는 식습관 '저탄고지 다이어트'를 본격적으로 얘기해 보겠다.

용어 정리

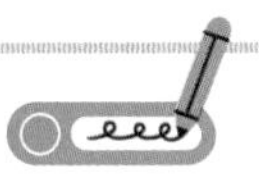

당질 제한 당질은 순탄수화물(탄수화물 양 - 식이 섬유 양)을 의미하며 지방 섭취보다 당질 제한을 우선시하는 느슨한 저탄고지 식단이라고 정의할 수 있다.

저탄고지(Low Carb High Fat) 저탄수화물 고지방 식단. 영어 약어 LCHF로도 표기.

키토제닉(ketogenic) 키토시스 상태를 만들기 위한 식단이나 방법을 말한다. 케톤식이라고도 한다. 강력한 탄수화물 제한식이다.

케톤(ketone) 간에서 지방을 분해할 때 생성되는 물질. 인슐린 농도가 낮을 때, 즉 탄수화물 섭취를 제한하면 지방을 분해해서 에너지원인 케톤을 만든다.

키토시스(ketosis) 케톤이 대사의 주 에너지원이 되는 상태, 즉 지방 대사를 하는 상태를 말한다.

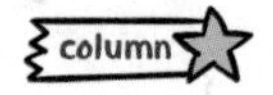

인슐린 저항성을 일으키는 생활 요인

인슐린이 우리 몸속에서 영향을 주고받는 것을 넘어 생활 환경을 통해서도 인슐린 저항성이 생긴다고 하면 아마 깜짝 놀랄 것이다. 먹는 음식뿐만 아니라 환경까지도 살펴야 하는 이유가 여기에 있다.

✳ 지나친 감미료 섭취와 너무 적은 소금 섭취

설탕이나 감미료 같은 당질이 가득한 식품 외에 MSG(글루탐산 나트륨)도 인슐린 저항성을 유발한다. MSG 1g은 인슐린 저항성 발생 위험을 14%나 높이는 것으로 알려졌다. 반면 소금을 너무 적게 먹어도 인슐린 저항성으로 이어진다. 고혈압인 남성들에게 일주일간 소금 섭취를 제한했더니 인슐린 저항성이 생겼다는 실험 결과가 있으며, 건강한 남녀에게 소금 섭취가 많은 식단과 적은 식단을 제공하고 관찰한 결과 소금 섭취가 적은 식단의 참가자들에게서 인슐린 저항성이 눈에 띄게 높아졌다.

✳ 환경 호르몬

플라스틱 물병, 포장 용기 등에서 발생하는 비스페놀 A는 인슐린 저항성의 원인으로 밝혀진 대표적인 석유 화학 물질이다. 소변·혈액의 비스페놀 A 수치가 높은 사람일수록 인슐린 저항성이 있을 가능성이 높다.

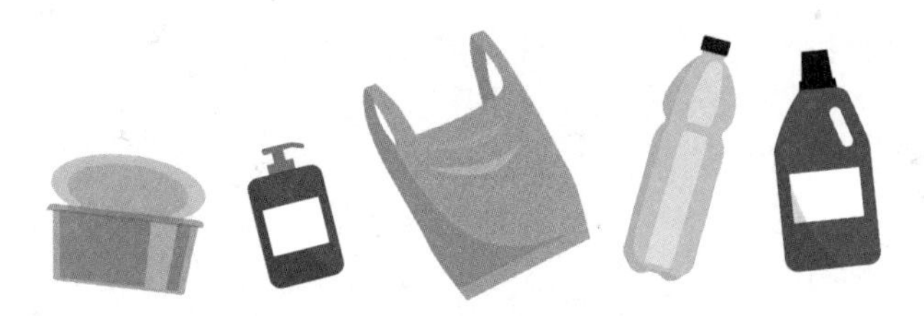

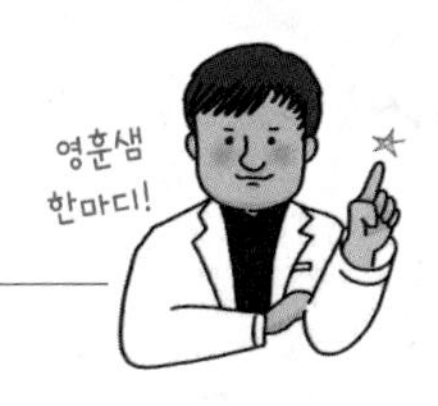

✳ 대기 오염

인슐린 저항성은 의외로 공기 질과도 밀접한 관련이 있다. 대기 오염이 인슐린 저항성 및 제2형 당뇨병과 연관이 있다는 것은 오래전부터 연구를 통해 입증된 사실이다. 호흡을 통해 체내로 유입된 초미세 먼지가 폐에 들어오면 면역세포에서 사이토카인이라는 면역 물질이 분비되는데 이 사이토카인이 모든 조직과 상호 작용을 하면서 이들 조직이 인슐린 저항성이 되도록 만든다고 한다.

✳ 수면 부족

충분한 수면의 정확한 기준에는 논란이 있겠지만 수면이 부족하면 건강에 해롭다는 데는 이견이 없다. 수면 부족은 내분비계의 변화, 즉 호르몬의 변화를 부르는데 일주일만 수면이 부족해도 인슐린 저항성이 30% 높아질 수 있다. 게다가 이틀간 잠을 못 자게 하면 건강한 사람이라도 곧바로 인슐린 저항성 상태가 된다고 한다.

✳ 신체 활동

몸을 덜 움직이면 근육에 인슐린 저항성이 생긴다. 일주일 정도 몸을 많이 움직이지 않으면 인슐린 저항성이 7배 높게 나타나며 나이가 들수록 정도는 더 심해진다. 한쪽 다리에 깁스를 하고 있으면 그 다리의 인슐린 민감성은 단 며칠 만에 깁스를 하지 않은 다리의 절반 이하로 떨어진다. 식사를 한 뒤 2시간 동안 앉아만 있는 사람은 그렇지 않은 사람들보다 혈당 반응이 45%나 더 높다. 평상시 근육의 인슐린 저항성을 예방하려면 운동을 꾸준히 하는 것이 제일 좋겠지만 앉아 있는 자세라도 계속 바꿔주고 틈틈이 스트레칭을 해서 근육을 조금이라도 쓰는 것이 도움이 된다.

지방을 활활 태우는 저탄고지 다이어트

저탄고지 다이어트는 한마디로 우리 몸이 움직이는 데 필요한 연료를 탄수화물(포도당)에서 지방(케톤)으로 바꾸는 것이라 할 수 있다. 환경 문제가 점점 크게 대두하면서 환경 오염 물질을 배출하지 않는 친환경 에너지의 중요성이 강조되고 있는데, 저탄고지 다이어트도 이와 같은 맥락이라고 할 수 있겠다. 인간의 몸에 해가 되는 요소를 만드는 식품 섭취를 제한하는 식단이기 때문이다.

지방은 탄수화물에 비해 안정적이고 찌꺼기도 만들지 않는 우리 몸의 친환경 에너지이다. 음식으로 섭취한 지방은 몸속에서 중성지방이 되었다가 에너지원으로 바뀌는데 이때 케톤(ketone)이라는 물질이 생성된다. 케톤은 뇌, 심장, 위, 간 등 내장과 근육, 뼈에 이르기까지 인체 대부분의 기관에서 연료로 쓰인다. 그런데 케톤이 생성되려면 일단 당질 섭취를 제한해야 한다. 인간의 몸은 포도당이 공급되지 않을 때 체지방(중성 지방)을 분해해서 에너지원을 만들기 때문이다. 포도당으로 대사를 하는 상황에서는 케톤이 만들어지지 않는다.

케톤을 대사의 주 에너지원으로 쓰는 키토시스(ketosis) 상태가 되면 체지방을 분해해서 만든 에너지를 근육에 공급하기 때문에 살이 빠지면서도 근육은 탄탄해진다. 또한 급하게 혈당을 올리거나 떨어뜨리는 탄수화물에 비해 에너지 지속력이 높아 늘 활력 넘치는 몸 상태를 유지할 수 있다. 대사가 활발한, 그야말로 체지방을 계속 태워 없애는 몸이 만들어지는 것이다. "잘 먹어야 살이 빠진다"고 하는 이유가 여기에 있다.

케톤은 강력한 항산화 물질이기도 해서 알레르기, 자가 면역 질환 등의 염증이 우리 몸을 공격하는 경로를 차단하는 역할도 한다. 면역력이 높은 몸으로 바뀌는 것이다. 또한 케톤 대사를 하는 몸은 포도당 대사를 하는 몸에 비해 염증의 원인이 되는 활성 산소를 훨씬 적게 만들어내므로 질병과 노화를 막을 수 있다.(활성 산소의 먹이가 당질이다.)

케톤 대사를 하면 혈당치가 안정되니 인슐린이 과다 분비될 일도 없다. 당연히 인슐린 민감성은 높아지고 인슐린 저항성 때문에 생겼던 여러 질병과 증상도 호전된다. 포화 지방을 넉넉히 먹는 식생활과 케톤 대사가 우리 몸을 건강하게 만들고, 불필요한 체지방을 태워 없애는 원리는 이처럼 명확하다.

포도당 대사를 케톤 대사로 바꾸면 건강도 되찾고 다이어트 효과도 높아진다고 했는데, 그렇다면 이제부터 탄수화물을 딱 끊고 육류 위주로만 식사를 하면 되는 것일까? 하지만 뭐든지 급하면 체한다고 했다. 친환경이 아무리 좋다고 해도 휘발유 전용 자동차에 전기를 충전할 수는 없는 노릇이다. 그러니 저탄고지에 앞서 몸을 좀 만들어야 한다. 우선 위나 장이 좋지 않다면 이것부터 개선해야 한다. 규칙적인 식사하기, 자극적인 음식 먹지 않기, 가공식품 제한하기 등을 우선 실행해 보자.

식단을 바꾸는 것은 자신의 몸 상태와 준비 정도에 맞게 해야 한다. 쉽게 할 수 있는 목표를 잡아서 한 걸음씩 도달해 가는 것이 실패를 줄이는 가장 좋은 방법이다. 너무도 당연한 얘기지만, 케톤 대사로 빠르게 전환해서 살을 빼겠다는 욕심에 식단을 급격하게 바꿨다가 실패하는 사람들이 적지 않다. 단기간에 효과가 나지 않으면 쉽게 포기할 가능성도 크다. 또한 식단 초기에 대사가 변화하는 과정에서 키토 래시와 키토 플루를 겪을 수도 있다(키토 래시와 키토 플루에 대한 자세한 내용은 132쪽 참조).

저탄고지 식단과 관련해서 탄:단:지(탄수화물:단백질:지방) 비율이 얼마가 돼야 한다고 공식처럼 수치를 거론하기도 하고, 하루 탄수화물 섭취량이 얼마 이상이면 저탄고지 식단이 아니라고 기준을 그어놓기도 한다.

그렇지만 모든 사람에게 똑같이 적용되는 건강 식단이라는 것이 과연 있을까? 저탄고지 다이어트의 목표를 체중 감량에만 두다 보면 엄격하고 높은 기준을 자꾸만 강조하게 되는데, 감량보다는 건강한 대사가 우선이다. 그러니 케톤 대사를 차근차근 만들어가고 계속 유지하는 데 초점을 맞춰야 한다.

저탄고지 식단을 잘 유지해서 케톤 대사가 잘되고 있다면 어느 순간부터 체중 감량에서도 효과가 나기 시작할 텐데 이때 좀 더 엄격한 저탄고지 식단을 하면 체중 감량의 효과가 더 좋아진다. 반면 저탄고지 식단을 잘 유지해 왔고 컨디션도 많이 좋아진 것 같은데 감량이 잘 안된다면 아직 대사가 제자리를 찾지 못한 것이다. 이런 상황에서 조급한 마음에 식사량을 줄이거나 다이어트 보조제의 힘을 빌리는 것은 금물이다. 어렵게 회복해 가던 대사를 다시 흔들어 놓을 수 있기 때문이다.

살이 잘 빠지지 않아 답답하더라도 저탄고지 식단을 포기하지 말고 끈기 있게 이어나가면 머지않아 지방을 잘 태우는 몸으로 전환되는 순간을 맞이하게 된다. 다이어트는 그때부터가 진짜다.

전반적으로 여성보다는 남성이 저탄고지 식단의 효과가 빨리 나타난다고 한다. 이는 남성이 여성보다 기초 대사량이 높기 때문이기도 하거니와, 사회적으로 여성이 체중·몸매·다이어트에 대한 스트레스가 크다 보니 다이어트 보조제를 먹거나 초절식을 하는 등 무리한 다이어트로 인해 대사가 망가진 상태일 가능성이 크기 때문이다. 대사가 망가진 사람일수록 더 많은 시간과 노력이 필요한 것은 어찌 보면 당연하다. 그동안 내 몸을 혹사시킨 결과임을 겸허히 받아 들이고 차근차근 복구해 나가자.

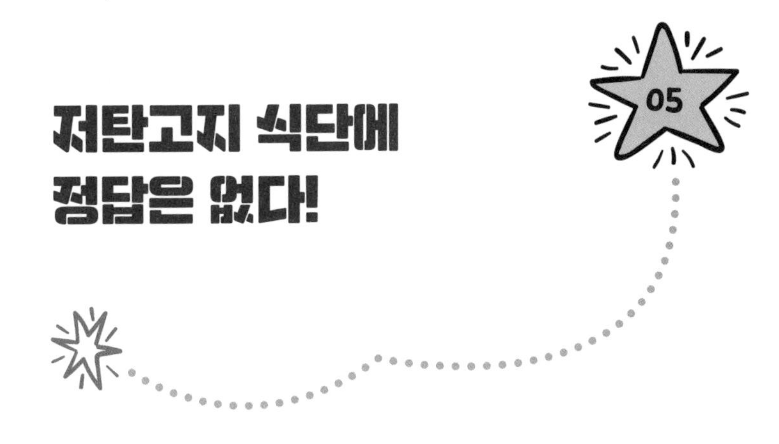

저탄고지 식단에 정답은 없다!

"저탄고지 식단이 좋다는데 어떻게 하는 게 가장 좋을까요?" 저탄고지 식단을 시작하고 가장 많이 듣는 질문이다. '삼겹살만 먹는 다이어트'라는 말도 있는데 그저 포화 지방을 많이 먹기만 하면 될까? 탄수화물은 몇 그램 이하로 제한하면 적당할까?

탄수화물 섭취를 제한하는 저탄수화물 식단에도 여러 방법이 존재한다. 포화 지방을 넉넉히 먹고 탄수화물을 일정량 이하로 섭취하는 저탄고지 식단이 있는가 하면, 탄수화물을 전혀 먹지 않는 카니보어 식단도 있다. 채소, 생선, 올리브유 위주로 구성된 지중해식 식단에 육류를 조금 더하는 방식을 택하는 사람들도 있다.

이 가운데 어떤 방법이 가장 좋은 것이냐 하는 논쟁은 무의미하다. 사람마다 몸의 조건, 생활의 조건이 다르기에 최선의 식단을 누가 대신 정해 줄 수 없다. 그래서 저탄고지 식단을 하는 가장 좋은 방법은 단 하나다. 직접 경험해 보면서 자신에게 맞는 영양 밸런스를 찾는 것이다.

체중 감량에 목적을 두고 저탄수화물식을 하는 경우에 '탄수화물을 하루 몇 그램 이상 먹으면 안된다'고 엄격한 기준을 내세우기도 하는데 모든 사람에게 일률적으로 통용되지는 않는다..

사람마다 체질과 건강 상태가 달라서 탄수화물 섭취량을 크게 줄이면 당장에 대사가 잘 안되는 사람도 있고, 육류를 많이 먹는 것 자체를 힘든 사람도 있을 것이다. 모두에게 한두 가지 방법을 기계적으로 대입할 수는 없는 노릇이다. 약처럼 정해진 복용량이 있는 것이 아니라 식습관을 바꿔 기존의 대사 방식에 변화를 주는 것이므로 우리 몸이 적응할 시간도 필요하다.

저탄고지 식단을 하는 사람들 사이에 통하는 '100인 100키토'라는 말이 있는데 그만큼 사람마다 방법이 다르다는 것이며, 스스로 실천하고 경험하기 전에는 어떤 방법이 제일 좋은지, 본인에게 맞는지 알 수 없다는 뜻이기도 하다.

누군가 '이렇게 했더니 효과가 좋더라' 하는 방법을 조언으로 삼을 수는 있겠지만 무턱대고 따라 하는 것은 좋지 않다. 예를 들어 누군가 하루에 고기 1kg씩 먹고 한 달에 5kg을 뺐다고 해서 고기를 먹는 식습관이 전혀 없던 사람이 그대로 따라 한다면 어떻게 되겠는가? 당연히 소화도 잘 안되고 몸에 무리가 가지 않을까?

저탄고지 다이어트를 설명하는 문구 중에 '삼겹살만 먹고도 살이 빠진다'는 게 있는데 모두에게 적용되는 것은 아니다. 당장은 육류를 많이 먹는 게 부담스럽거나 소화시키기 어려운 사람도 있을 텐데 이런 사람들이 억지로 포화 지방 섭취를 늘리면 오히려 부담감이 커져서 실패할 확률이 높아진다.

이런 경우에는 고기와 채소를 적절히 섞어 먹거나, 채소를 조리할 때 좋은 지방(예를 들면 아보카도유, 엑스트라 버진 올리브유 같은)을 넉넉히 넣어서 조리해 먹는 것이 하나의 방법이 될 수 있다. 탄수화물을 줄이면서 지방의 섭취를 조금씩 늘려나가는 방법으로 체질이나 건강 상태에 맞춰 유연하게 적용하면 된다.

지인 중에 고기는 그다지 좋아하지 않는데 달걀을 엄청나게 좋아하는 사람이 있다. 그는 저탄고지 식단을 하기 이전에도 라면을 하나 끓이면 달걀을 4~5개씩 넣어서 먹고는 했는데 식단을 시작한 뒤 고기는 많이 못 먹는 대신 달걀을 넉넉히 먹고 채소를 먹을 때 좋은 기름을 충분히 곁들여 먹었더니 감량이 잘됐다고 한다. 달걀 프라이를 먹을 때 생들기름이나 아보카도 기름을 넉넉히 둘러서 먹고, 채소 볶음이나 무침에도 마찬가지로 기름을 넉넉히 넣어 먹는 것이 그만의 식사법이다. 그렇게 저탄수화물식을 해 나가다 보니 지방의 맛에 익숙해졌고 점점 육류도 좋아하게 돼서 식단이 더 풍성해졌다고 한다.

저탄고지 식단에서 모두에게 통용되는 단 한 가지 절대 원칙은 탄수화물을 줄이는 것뿐이다. 다시 한번 강조하지만 좋은 포화 지방을 넉넉히 먹더라도 탄수화물 섭취를 일정량 이하로 줄이지 않으면 우리 몸은 포도당 대사를 계속하게 된다. 몸속에 어느 정도 포도당이 있으니 체지방을 연료로 쓰는 일은 일어날 수 없는 것이다. 그래서 고탄고지가 가장 나쁘다.

운동을 하는 만큼 탄수화물 섭취를 늘려도 된다

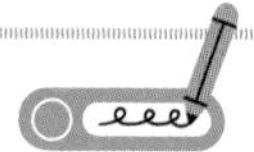

에너지원(영양소)에 따라 생성하는 에너지의 특성도 달라진다. 탄수화물(포도당)은 활동 에너지, 지방산과 케톤은 지속 에너지를 만들어낸다.

인슐린 호르몬은 근육 세포의 혈당 흡수를 돕고, 단백질 합성을 촉진하며, 근육 분해를 억제해 근육 성장을 활성화한다. 따라서 운동할 때 탄수화물은 근력 향상에 매우 도움이 된다.

반면, 지방산과 케톤은 유산소 운동을 하기에 적합하다. 유산소 운동을 할 때는 먼저 포도당을 에너지로 쓰는데 포도당이 소모되고 나면 일시적 산소 부족이 일어난다(이것을 산소 부채, oxygen debt라고 한다). 그렇지만 키토시스 상태에서는 유산소 운동 시작 때부터 케톤과 지방산을 에너지로 사용하므로 산소 부채 과정을 짧고 쉽게 넘기게 되어 운동 지속 능력이 극대화된다.

따라서 근력 운동을 할 때는 탄수화물이, 유산소 운동과 장거리 달리기를 할 때는 지방과 케톤이 효율적이다. 탄수화물과 지방은 내가 하는 운동에 따라 선택해서 먹으면 된다. 탄수화물을 제한하기 어렵다면 또는 어쩔 수 없이 많이 먹은 날은 그만큼 더 움직이고 근력 운동을 많이 하자.

저탄고지 다이어트는 탄수화물 줄이기부터!

현대인의 체중 관리 핵심은 인슐린 관리라 해도 과언이 아니다. 앞서 살이 찌는 원리에서 인슐린이 왜 살찌는 호르몬인지 살펴본 바 있다. 그런데 인슐린은 죄가 없다. 죄는 인슐린 저항성을 만드는 식습관과 생활 습관을 가진 우리에게 있다.

인슐린을 자극하지 않는 식품을 섭취하고 인슐린 저항성이 생길 수 있는 환경 요인을 줄이는 것이 살찌는 걸 방지하는 가장 좋은 방법이다. 인슐린 저항성은 생활 습관병이기 때문이다. 인슐린 저항성을 유발하는 생활 습관에는 여러 가지가 있겠지만, 그중에서도 탄수화물과 단 음식들을 너무 많이 먹는 것이 가장 큰 문제다.

연예인들이 방송에서 "요즘 다이어트 중이어서 탄수화물을 안 먹고 있어요"라고 말하는 건 이제 너무 흔하게 들을 수 있는 얘기가 되었다. 적어도 탄수화물(당질) 제한이 살을 빼는 데 도움이 된다는 사실에는 이견이 없을 것이다.

하지만 탄수화물 과잉 섭취가 건강에 나쁘다고 아무리 설명해도 "그 맛있는 걸 어떻게 끊냐?"고 말하는 사람이 절대 다수다. 탄수화물 위주의 식단이 몸에 좋지 않다는 것을 인지하는 이성과 '늘 먹던 탄수화물이 나빠봐야 얼마나 나쁠까?' 하는 막연한 기대감이 뒤섞인 표현인 것 같다.

저탄고지 다이어트라고 하면 탄수화물을 아예 끊고 육류 또는 지방만 많이 먹는 다이어트로 인식하는 사람이 아직도 적지 않다. 하지만 저탄고지 다이어트는 탄수화물을 줄이고, 줄인 만큼의 영양분을 지방으로 대체한다고 보는 것이 정확하다. 그리고 그 비율은 사람마다 다를 수밖에 없다. 그래서 이 식단을 시작하는 단계에서는 다양한 시도를 해보면서 자신에게 맞는 탄:단:지 비율을 찾으라고 하는 것이다.

저탄고지 식단은 인슐린을 자극하지 않기에 건강에 좋은 것은 두말할 나위 없지만, 체중 감량의 측면에서도 매우 매력적인 식단이다. 대사를 꾸준히 끌어올려 주기에 건강을 지키면서, 감량은 잘되고, 요요 현상도 발생하지 않는다. 평소 식사량보다 훨씬 적게 먹으면서 배를 곯지 않아도 되고, 이를 악물고 격렬한 운동을 하지 않아도 된다. 이렇게 좋은 다이어트 방법을 들어본 적이 있던가? 단 한 가지 조건이 붙을 뿐이다. 당질, 즉 탄수화물을 많이, 자주 먹지 않도록 주의하는 것이다. 그리고 그 빈자리를 채소, 육류, 생선으로 골고루 채우면 된다.

그렇지만 탄수화물을 줄이는 것이 마냥 쉬운 일은 아니다. 오랫동안 당질 가득한 음식에 길들여진 탓에 며칠을 못 버티고 포기할 수도 있고, 며칠을 어렵게 참았는데 흔한 말로 입이 터져서 피자며 라면까지 더 폭식하게 될지도 모른다. "탄수화물을 끊느니 담배를 끊겠다"고 말할 정도이니 탄수화물을 줄이는 일이 힘든 일임은 분명하다. 하지만 탄수화물 과다 섭취의 위험성을 정확히 알게 된 것만으로도 이미 절반은 성공이다. 식단에서 탄수화물과 단 양념을 조금이라도 줄이게 될 것이고, 달콤한 음료수나 과자를 예전처럼 자주 먹지 않게 될 것이다.

단번에 성공하는 사람은 거의 없다. 다시 도전해서 이전보다 하루 이틀이라도 더 절제하면 된다. 그리고 또다시 도전해서 조금 더 줄여보자. 당질을 많이 섭취하면 건강에도 다이어트에도 마이너스라는 사실만 명심하고, 내 몸이 대사가 잘되는 건강한 상태가 될 때

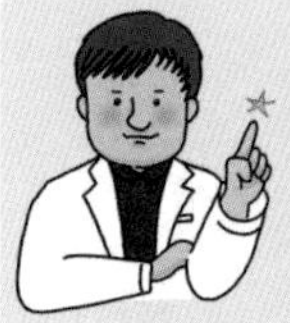

탄수화물을 제한하더라도 우리 몸은 지방과 단백질을 분해해서 필요한 탄수화물(포도당)을 생산하므로 탄수화물이 부족해질 염려는 없어요. 반면 탄수화물 섭취가 과하면 남은 탄수화물이 체지방과 내장 지방으로 쌓이고 지방간과 지방 췌장 등을 만드니 주의해야 해요.

까지 조금씩 조금씩 바꿔나가는 거다.

실제로 일주일 정도만 단맛 나는 식품을 멀리해 보라. 예전보다 음식의 단맛이 훨씬 강하게 느껴질 것이다. 그러다 보면 조금씩 조금씩 탄수화물을 줄일 수 있다. 하지만 단기간에 살을 빼려고 한다면 적어도 20일 정도는 엄격한 탄수화물 제한 식단을 실천하는 것이 좋다(142쪽 칼럼 3-7-7 체중 감량 부스터 참고).

당장 끊어야 하는 탄수화물

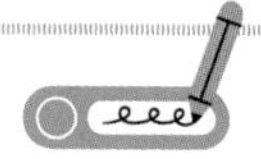

1. 단맛이 나는 모든 것

단맛이 나는 간식, 디저트는 무조건 먹지 않는다. 빵, 떡도 마찬가지. 단맛이 나지 않는 빵에도 설탕이 들어간다. 짠맛이 나는 과자는 괜찮겠지 하는 생각도 금물! 대부분의 과자에는 밀가루와 설탕이 많이 들어 있다.

2. 청량음료 및 과일 주스

살을 뺀다면서 칼로리 제로라고 광고하는 청량음료를 하루 종일 달고 사는 사람들이 있다. 칼로리가 제로라는 청량음료에도 단맛을 내는 합성 감미료가 들어 있고 이것들은 단맛에 중독되게 만든다.

3. 믹스커피와 에너지 드링크

혈당이 떨어지는 오후 3~4시쯤 또는 야근 시 마시는 믹스커피와 에너지 드링크는 순간적으로 혈당을 올려 덜 피곤한 느낌을 갖게 한다. 하지만 이것이 반복되면 인슐린을 자극해 대사 증후군을 유발한다. 그리고 믹스커피와 에너지 드링크에 점점 더 의존하게 만들어 건강을 해친다.

column 체중 감량이 목적이라면

영훈샘
한마디!

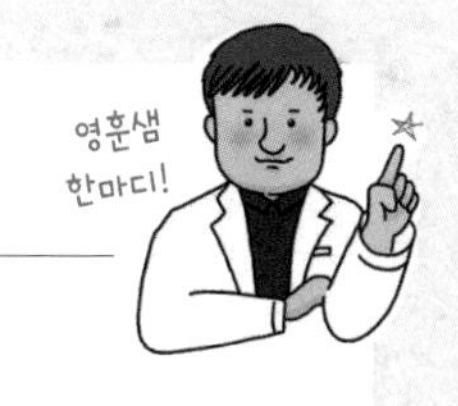

다이어트를 결심하면 누구나 단기간에 많은 체중을 감량하길 원한다. 체중 감량의 측면에서는 엄격한 키토제닉 다이어트를 하는 것이 매우 효과가 좋다. 단, 급격하게 식습관을 바꾸는 것이므로 면역력이나 체력이 약한 사람이라면 조심해야 한다.

엄격한 키토제닉 다이어트에서는 탄수화물 5~10%, 단백질 20~25%, 지방 65~75%의 비율로 식단을 계획하고 순탄수화물(당질)의 섭취는 20g 미만으로 제한한다. 예를 들어 식당에서 주는 공깃밥(200g)에는 약 67g의 순탄수화물이 들어 있으므로 1/3만 먹어도 하루 섭취 탄수화물을 초과한다고 볼 수 있다. 이렇게 엄격한 기준으로 적어도 20일 이상 유지해야 체중 감량 효과를 기대할 수 있다.

자신의 상태에 맞게 단계적으로 탄수화물을 줄여 무리 없이 저탄고지를 진행할 계획이거나 저탄고지 다이어트로 체중 감량 후 유지하려는 사람은 순탄수화물의 섭취량을 100~150g 미만으로 제한하고, 단백질과 지방은 그 기준에 맞춰 나머지 필요 에너지원을 채운다는 느낌으로 섭취량을 정하면 된다.

순탄수화물
5-10%
단백질
25-30%
지방
70-80%
PEANUT BUTTER

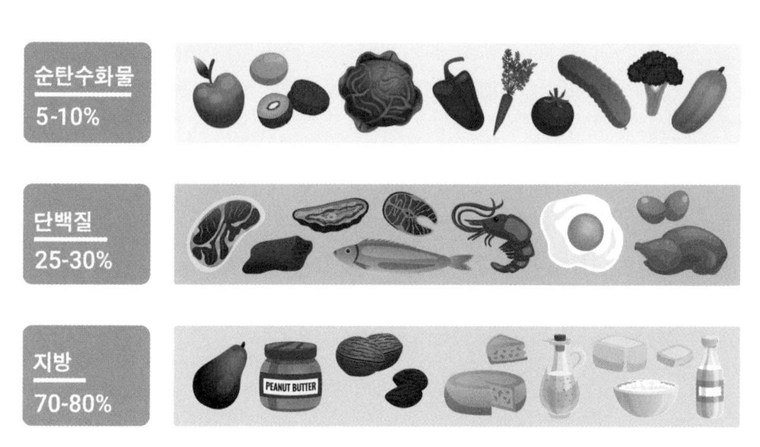

엄격한 키토제닉 식단에서의 탄:단:지 섭취 비율. 이 비율을 모든 사람이 따라야 하는 것은 아니다!

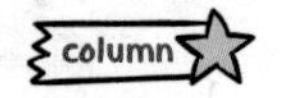

곡류와 과일의 당질은 건강하다?

탄수화물 속 당질이 건강과 다이어트에 좋지 않은 영향을 미칠 수 있다는 사실은 이제 어느 정도 알려졌지만, 탄수화물을 '끊어야 한다' 또는 '최대한 자제해야 한다'고 하면 선뜻 받아들일 수 있는 사람이 그리 많지 않을 것이다. 탄수화물은 3대 영양소 중 하나이고, 우리 민족의 주식은 밥이며, '한국 사람은 밥심'이라는 말도 있으니까 말이다. 그래서 다이어트가 더 힘든 건지도 모르겠다.

살아오는 내내 밥을 먹어온 민족인지라 설탕, 액상 과당, 콜라, 사탕은 나쁘다고 생각해도 곡물이 나쁘다고 생각하기란 쉽지 않다. 그런데 탄수화물에서 섬유질을 빼면 남는 것은 거의 당질이다. 쉽게 말하면 탄수화물을 많이 먹는 건 설탕을 많이 먹는 것이기도 하다는 얘기다. 심지어 밥 한 공기에 들어 있는 당질량은 같은 양의 콜라에 들어 있는 당질량보다 훨씬 많다. (콜라에 있는 당이 건강에는 더 나쁘지만.)

과일은 살도 안찔 것 같고 비타민이 풍부해 다이어트에 도움이 될 것 같은 건강한 이미지로 인식되어 있다. 그래서 과일만 먹으면서 다이어트를 하는 사람도 적지 않고, 쉽게 살이 찌고 몸이 잘 붓는 사람에게 과일과 채소 위주로 먹으라고 추천하는 경우도 어렵지 않게 접할 수 있다. 과일의 당(과당)은 포도당과 달리 혈당을 올리지 않는다는 것이 그 이유다. 그래서 당뇨병 환자의 식이 요법으로 과일을 추천하기도 한다.

그런데 포도당과 과당은 큰 차이가 있다. 포도당은 대부분(약 80%)이 세포에서 에너지로 쓰고 남은 것만 간으로 보내는 반면, 과당은 간에서만 대사를 할 수 있어 일단 간으로 이동한다. 그래서 간의 피로도를 높이고 지방간을 만들 위험성이 더 높다. 또한 과당은 인슐린에 정상적으로 반응하지 않기 때문에 인슐린 저항성이 생길 위험성도 더 높다.

과당은 과식했을 때 배부르다는 신호를 보내는 렙틴에도 제대로 반응하지 않는다. 밥을 많이 먹어 배가 부른데도 후식으로 과일은 부담 없이 먹게 되거나, 한 번 과일을 먹기 시작하면 많은 양을 먹어도 그다지 배부르다는 느낌이 들지 않는 것

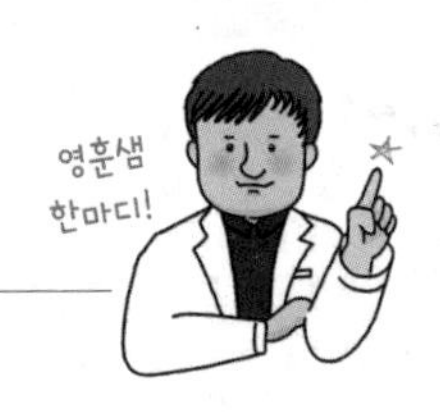

은 렙틴의 작동을 무력화하는 과당의 특성 때문이다. 특히 가장 나쁜 것이 탄산음료에 많이 들어가는 액상 과당(옥수수 시럽)이다.

그렇다고 과일이 무조건 나쁜 것은 아니다. 디저트로 가볍게 한두 조각, 그리고 아침이나 점심 한 끼 식사 대용으로 과일을 적당히 먹는 것은 건강에 나쁘지 않다. 다만 체중을 감량하려면 과일도 초반에는 끊는 것이 도움이 된다.

조금 다른 이야기이긴 하지만, 세계보건기구(WHO) 산하 국제암연구소(IARC)가 설탕 대체 인공 감미료인 '아스파탐'을 발암 가능 물질로 분류했다(2023년 7월). 당류 제로라고 선전하는 많은 탄산음료에는 대개 아스파탐이 들어 있으므로 이참에 탄산음료를 끊어보는 것은 어떨까?

과일별 당 함유량

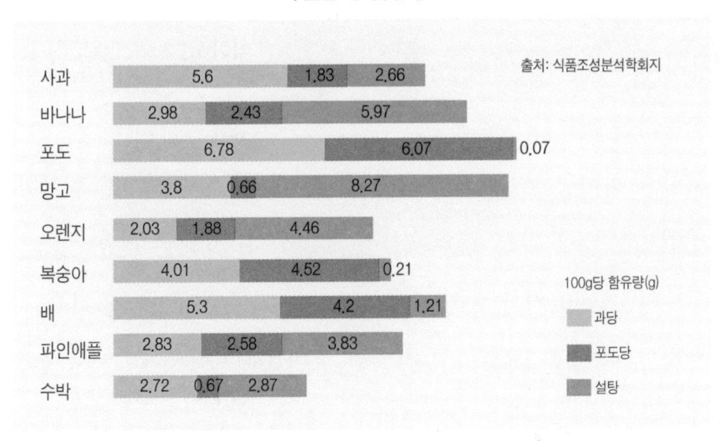

지방은 우리 몸에 꼭 필요한 영양소

인간의 몸은 음식을 통해 생활하는 데 필요한 에너지원을 충당하기에 무엇을 먹느냐가 건강에서 가장 중요한 요인이 된다. 좋은 음식을 먹으면 에너지원이 충분히 공급되므로 안정적인 대사가 이루어져서 건강하게 살 수 있다. 또 대사가 잘되면 에너지 소비가 활발해져서 체지방을 잘 태워 없애는 몸이 된다. 건강과 다이어트가 함께 작동하는 원리다.

원활한 대사를 위해, 비만 예방을 위해 탄수화물 섭취를 줄였다면 빈자리를 채울 가장 좋은 재료는 지방이다. 지방은 인슐린을 자극하지 않고, 에너지를 오래 지속시켜 주는 양질의 에너지원이다.

아직도 '지방'을 떠올리면 비만과 성인병이 연상된다는 사람이 적지 않을 텐데, 이 생각부터 떨쳐내야 한다. 식품을 통해 섭취하는 지방이 바로 체지방이 되는 것이 아니며, 체지방의 원인은 탄수화물이라는 사실을 이미 설명했다. 저칼로리 저지방 다이어트에 대한 맹신 탓에 지방을 먹으면 큰일이 나는 것처럼 생각하지만, 오히려 정반대다. 지방을 먹지 않으면 정말 큰일 난다.

인체를 구성하는 성분 중 지방은 20~25%를 차지한다. 지방은 세포를 이루는 중요한 성분이며, 체온을 유지하고 장기를 보호하는 역할을 한다. 세포들 사이에서 소통을 책임지고, 대사의 중심이 되는 '호르몬'을 만드는 재료이기도 하다. 또한 지방 없이는 지용성 비타민(A, D, E, K)을 흡수할 수도 없다. 특히 성장기 어린이나 노령층은 적당량의 지방을 꼭 섭취해야 한다. 지방에 대한 오해로 시작된 지방을 멀리하는 식습관은 성장 호르몬 결핍, 비타민 및 무기질 결핍, 그리고 대사 이상을 가져올 수도 있다.

지방은 이렇게 중요한 영양소이건만, 너무도 오랫동안 비만의 원인으로 치부되었고 이를 근거로 인류는 반세기 이상 저지방 식단을 강요받아 왔다. 지방을 만병의 근원이라 낙인찍고는 저지방 우유, 식물성 기름, 되도록 비계가 덜 붙은 목살 등과 같은 저지방 식품을 선택하도록 만든 것이다.

하지만 저지방 식단이 건강 식단으로 자리 잡은 이후에 오히려 전 세계 비만 인구가 급격히 늘었고 미국에서는 심각한 사회적 이슈가 되기도 했다. 다음 그래프를 보면 저지방 다이어트 권장 시점

이후 비만과 당뇨병이 눈에 띄게 늘어난 것을 확인할 수 있다. 정말로 지방이 비만의 원인이었다면 이 그래프의 결과를 어떻게 설명할 것인가.

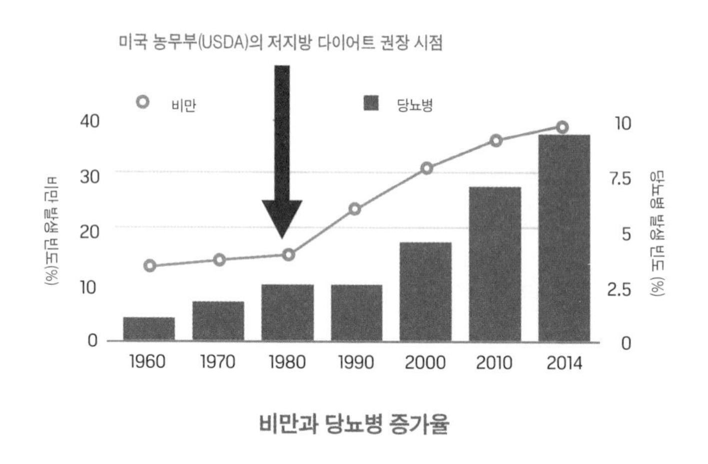

비만과 당뇨병 증가율

지방에 대한 막연한 두려움을 떨쳐버리고 건강한 지방을 마음껏 먹자. 그런데 지방을 먹을 때도 주의해야 할 점이 있다. 나쁜 지방은 우리 몸에 독소로 작용하기 때문이다. 그렇다면 어떤 것이 좋은 지방이고 어떤 것이 나쁜 지방일까?

지방은 성분에 따라 크게 3가지로 나눌 수 있는데 포화 지방, 불포화 지방, 트랜스 지방이다. 우리 몸에 이로운 것도 해로운 것도 있으니, 잘 구분해서 먹어야 한다.

포화 지방산

포화 지방산은 가장 안정된 형태의 지방산이다. 산패될 위험이 적고 빠르게 에너지원으로 전환되기 때문에 저탄고지 식단에서 권장한다. 동물성 식품, 즉 육류 및 생선, 버터, 라드 등에 포화 지방산이 들어 있다. 실온에서 하얗게 굳으면 포화 지방이라고 생각하면 된다.

불포화 지방산

불포화 지방산은 단일 불포화 지방산과 다중 불포화 지방산으로 나뉘는데, 상온에서 액체로 존재한다. 단일 불포화 지방산은 포화 지방산처럼 안정된 형태의 지방산으로 아보카도, 마카다미아, 올리브유 등에 많이 함유되어 있다.

반면 불안정한 형태인 다중 불포화 지방산은 오메가-3와 오메가-6로 나뉜다. 다중 불포화 지방산은 필수 지방산이지만 몸에서 합성이 되지 않으므로 반드시 식재료를 통해 섭취해야 한다. 다만 오메가-6의 비율이 높으면 염증 반응을 일으키므로 오메가-6의 비율이 낮은 것을 고르고 적당량 섭취하는 것이 중요하다. 또한 호두, 아몬드, 마카다미아 등의 견과류에 들어 있는 지방도 오메가-3 함량이 높아 권장할 만하다.

반면 오메가-6 비중이 높은 대두유, 옥수수유, 홍화씨유 등의 섭취는 피하자. 이 지방들은 발연점이 낮아 산화되기 쉽고 산화된 지방은 염증의 원인이 된다.

트랜스 지방산

트랜스 지방산은 불포화 지방산의 산패를 억제하고 보존 기간을 늘리기 위해 수소를 첨가하는 과정에서 생성되는 지방산으로 마가린, 쇼트닝과 같은 경화유를 만드는 과정이나 식물성 기름을 튀길 때 만들어진다. 트랜스 지방산은 심혈관 질환의 발병률을 높인다고도 알려졌다.

어떤 지방을 먹어야 할까?

지방 섭취를 늘리는 것이 좋다고 말하면 백이면 백 "동물성 지방(포화 지방산) 말고 식물성 지방(불포화 지방산)은 어떠냐?"고 묻는다. 동물성 지방 대신 식물성 지방을 먹어야 건강해진다는 것이 상식처럼 여겨졌으니 어찌 보면 당연한 질문이었고, 나 역시도 한때는 그 사실을 철석같이 믿었었다.

그런데 동물성 지방, 즉 포화 지방이 심장 및 심혈관 질환을 일으킨다는 주장은 근거가 없다고 판명났으며, 지방은 칼로리가 높아 비만을 유발한다는 주장 역시 사실이 아니라는 것은 여러 연구를 통해 증명되었다. 그렇다면 더 이상 포화 지방을 두려워할 필요는 없어 보인다. 물론 지병이 있을 경우는 또 다른 문제일 수 있지만 일반적인 사람들까지 포화 지방 섭취를 꺼릴 이유는 없는 것이다.

그러니 이제부터 포화 지방에 대한 오해를 버리고 양질의 동물성 식품에서 섭취할 수 있는 포화 지방과 오메가-6 비중이 낮은 식물성 단일 불포화 지방을 함께 섭취하면 좋겠다.

신장 기능 등의 문제로 육류를 소화하기 어려운 사람은 코코넛유, 아보카도유, 올리브유 같은 식물성 지방을 잘 활용하면 채식 위주 식단을 하면서도 좋은 지방을 넉넉히 섭취할 수 있다. 특히 코코넛유는 포화 지방산이 전체의 87%를 차지하는, 가장 건강한 식물성 기름 중 하나다.

권장하는 식물성 지방의 지방산 성분

오일	포화 지방	다중 불포화 지방	단일 불포화 지방
코코넛유	80~90%	5~10%	1~3%
아보카도유	10~20%	5~10%	50~70%
올리브유(엑스트라 버진)	10~15%	10~20%	70%

지방산 성분의 비율은 원산지나 제조 방식에 따라 차이가 있을 수 있다.

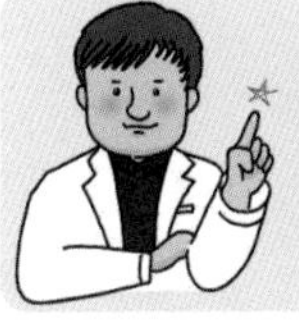

지방이 부족하면 체력과 면역력이 떨어집니다. 지방을 과다 섭취하면 이산화탄소와 물이 되어 배출됩니다. 섭취한 지방이 체지방이 되는 것이 아니에요!

권장하는 지방

육류에 들어 있는 포화 지방, 오메가-3 비중이 높은 식물성 지방

호두, 아몬드, 마카
다미아 등 견과류
등 푸른 생선,
연어 등에 있는
생선 기름
육고기에 있는
포화 지방산
올리브유, 코코넛유,
들기름 등
버터와 동물성 생크림

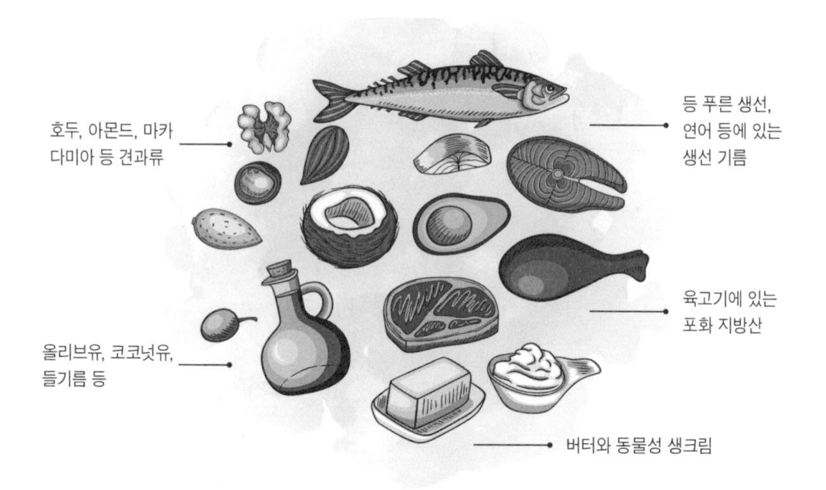

피해야 하는 지방

대두유, 옥수수유, 해바라기씨유, 포도씨유, 카놀라유 등 오메가-6 비중이
높은 식용유 / 마가린, 식물성 쇼트닝 등 트랜스 지방산이 들어 있는 것.

Sunflower Oil
Corn Oil
Soybean
Oil

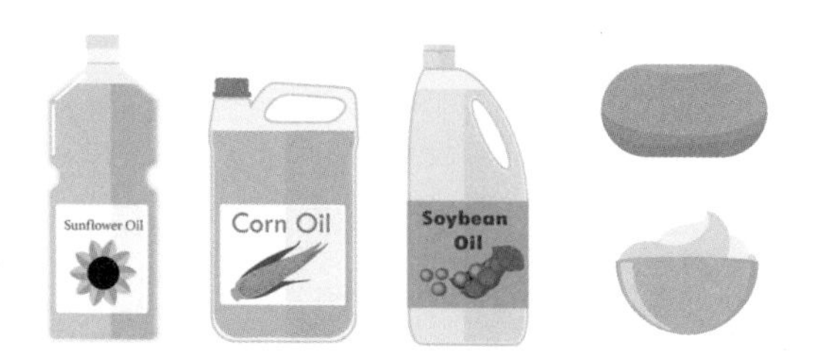

column 지방과 근육의 관계

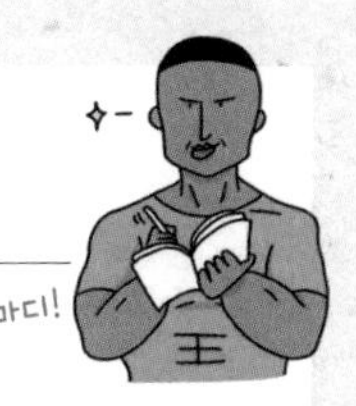

사람의 몸에는 근육과 지방이 있다. 근육이 많다는 건 일하는 애들이 많다는 뜻이고, 지방이 많다는 건 놀고먹는 애들이 많다는 뜻이다. 그런데 둘의 작동 원리는 똑같다. 무조건 채우고 보려 한다. 근육이 빈자리는 지방이 채우려고 하고 반대로 지방의 빈자리는 근육이 채우려고 한다. 따라서 근육이 늘어나면 지방이 설 곳이 없어진다고 보면 된다. 근육과 지방의 관계를 친구에 비유하자면, 좋은 친구들이 많으면 나쁜 친구들이 끼어들 틈이 없지만 좋은 친구들이 없으면 나쁜 친구라도 사귀어서 허전함을 달래려는 것과 같다.

지방 세포는 우리 몸에서 쓰레기 수거장과 같은 역할을 한다. 우리가 필요 이상으로 섭취한 영양분을 저장하는 곳이 바로 지방 세포다. 쓰레기를 집 안 여기저기에 두면 더럽고 악취가 나니까 쓰레기장에 가져다 놓는 개념이라고 보면 된다. 우리 몸에 악영향을 주는 독소를 가둬두는 역할도 한다.

그렇다면 쓰레기는 언제 수거하고 배출할까? 물을 많이 마시고, 잠을 잘 자고, 비타민을 섭취하고, 운동을 해서 배출할 준비가 됐을 때 몸 밖으로 내던져진다. 그리고 공복일 때 더 많이 배출한다. 그게 바로 디톡스다. 만약 내 몸이 아직 준비가 되지 않았는데 인위적으로 쓰레기 수거장을 없애버리면 어떻게 될까? 갈 곳 잃은 독소들이 혈관을 돌아다니다 뇌로도 향할 수 있다. 만약 지방 흡입술을 한다고 해도 지방 세포는 필요한 만큼 다시 생긴다.

그러니 식단과 운동이 아닌 인위적인 방법으로 지방을 없애려고 하면 안 된다. 몸이 준비되면 스스로 지방을 태워 에너지를 만든다. 그리고 근육이 그 빈자리를 채워 탄탄하고 건강한 몸이 될 것이다.

지방을 태우고 난 자리를 빨리 근육으로 채우고 싶다면 꾸준히 운동하라!

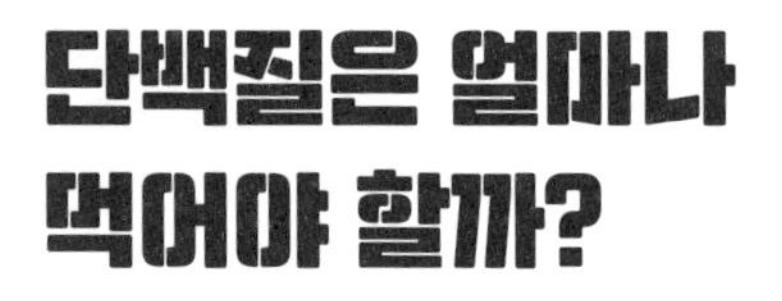

탄수화물과 포화 지방에 관련된 다양한 내용들을 짚어보았는데 그렇다면 단백질의 역할은 무엇일까?

단백질은 신체를 구성하는 가장 중요한 물질로 우리 몸의 20%를 차지한다. 60%를 차지하는 수분 다음으로 많은 양이다. 단백질은 근육, 뼈, 머리카락, 손발톱, 각종 호르몬과 효소, 항체 등을 이루는 원료이며 신체 조직의 성장 및 유지에 중요한 영양소다. 따라서 단백질이 부족하면 피부 트러블이 생기거나, 근육량이 감소할 수 있으며, 모발이 건조해지거나 탈모 증상을 겪을 수도 있다.

단백질은 근육의 대사 활동을 활발하게 만들고, 지방이 몸속에 저장되는 것을 억제하며, 인슐린 감수성을 높여준다. 적당한 단백질 섭취는 건강을 유지하는 데 꼭 필요하다.

저탄고지 식단을 두고 단백질을 너무 많이 먹는 것 아닌가 염려하는 사람들도 있다. 단백질을 많이 먹으면 간과 신장에 부담이 될 수 있다는 말이 있고, 단백질이 인슐린을 자극한다는 지적도 있기 때문이다. 결론적으로 말하자면 틀린 말은 아니지만 너무 걱정할 문제도 아니다.

먼저, 우리 몸에서 단백질이 처리되는 과정을 살펴보자. 식품으로 섭취한 단백질은 위와 십이지장에서 아미노산으로 분해되어 소장에서 흡수된다. 흡수된 아미노산은 간으로 운반되어 인체에 필요한 여러 형태로 재합성되고 혈액에 의해 전신으로 운반된다. 단백질 섭취가 과할 경우에는 불필요한 단백질을 간에서 처리하는데, 처리 과정에서 발생한 노폐물은 신장에서 걸러져 소변으로 배출된다. 과도한 단백질 섭취는 간이나 신장에 부담을 줄 수 있으니 적당히 섭취하라고 권하는 이유다.

하지만 간이나 신장에 지병이 있지 않은 한, 간이나 신장에 부담을 줄 정도의 단백질을 식품으로 섭취하는 것은 거의 불가능하므로 크게 걱정할 일은 아니다. 단, 단백질 보충제는 고민해볼 문제다. 분말이나 액상 상태의 인공 단백질 보충제를 너무 많이 먹을 경우 신장에 무리를 줄 수도 있어서다.

단백질을 많이 먹으면 인슐린을 자극하니 적당히 먹어야 한다는 말이 있다. 그런데 단백질의 인슐린 자극 여부는 평상시 혈당치에 달려 있다. 평소 탄수화물을 적게 섭취해서 혈당치가 높지 않다면 단백질이 인슐린을 자극하는 일은 거의 없다. 하지만 탄수화물 섭취량도 많고 혈당치가 높은 상태에서는 단백질로 인한 인슐린 반응도 커진다.

따라서 평소 혈당치가 높았던 사람이 저탄고지 식단으로 바꾸면 초기에는 단백질로 인해 인슐린 분비가 늘 수 있으니 인슐린을 전혀 자극하지 않는 지방으로 영양을 채우는 것이 바람직하다. 이후 안정된 키토시스 상태에서는 단순히 단백질 섭취가 늘었다고 해서 인슐린이 자극되는 일은 거의 없거나 미미할 것이다.

하루 단백질 필요량

단백질을 어느 정도 먹어야 할지 궁금해하는 사람들이 많은데 사실 저탄고지 식단에서는 단백질 섭취량을 크게 신경 쓰지 않는다. 동물성 포화 지방 섭취를 권장하는 저탄고지 식단에서 단백질이 부족할 일은 없기 때문이다.

양질의 포화 지방을 함유하고 있는 육류는 훌륭한 단백질 식품이기도 하다. 예를 들어 입에서 살살 녹는 꽃등심 100g에는 지방과 단백질이 각각 20g 내외 함유되어 있다. 따라서 지방이 풍부한 동물성 식품을 섭취하면 적당량의 단백질도 함께 섭취되므로 단백질 섭취량을 따로 고민하지 않아도 된다.

단백질 필요량은 체중 1kg당 1~1.5g이 적당하다고 하는데(신체 활동량과 연령, 성별에 따라 차이는 있지만) 이를 기준으로 계산해보면 체중이 60kg일 경우 단백질 하루 필요량은 60~90g이며 꽃등심으로 섭취할 경우는 260~450g 정도이다.

일일 단백질 섭취 권장량 : 체중 1kg당 1~1.5g

단백질 섭취 시 고려할 점

육류를 넉넉히 섭취하는 저탄고지 식단을 할 때 단백질 섭취량은 따로 고민하지 않아도 되지만, 그래도 주의할 점이 몇 가지 있다. 어떤 단백질을 어떻게 먹느냐에 따라 건강과 다이어트에 도움이 될 수도, 역효과가 날 수도 있기 때문이다. 다음에 네 가지는 꼭 염두에 두고 단백질을 섭취하자.

양질의 단백질을 먹자

단백질이나 지방을 육가공 식품 위주로 먹는다면 방부제 등 식품 첨가물과 환경 호르몬도 같이 먹는 셈이 된다. 될 수 있으면 쇠고기, 돼지고기, 닭고기, 생선, 전통 방식으로 만든 치즈 등 자연 그대로의 식품을 먹자. 어쩔 수 없이 가공 육류를 먹게 될 때는 끓는 물에 한 번 데친다든지 해서 불순물을 제거하는 것이 좋겠다.

육류 섭취 시 지방이 많은 부위를 선택하자

지방에 대한 거부감 때문에 아직도 많은 사람들이 고기를 살 때 지방이 적은 부위를 선택하곤 한다. 하지만 단백질 또한 인슐린을 어느 정도 자극하기 때문에 과잉 섭취하면 체중 및 혈당 조절에 어려움을 겪을 수 있다. 지방이 풍부한 부위를 선택하는 것이 좋다.

인슐린을 자극하는 특정 단백질은 피하자

콩에 들어있는 단백질이나 유제품에 들어 있는 카세인에는 당이 함유되어 있어 육류 속 단백질보다 인슐린을 더 많이 자극한다. 그러니 단백질도 가려 먹자. 발효 식품, 청국장이나 낫토, 자연 발효 치즈는 인슐린을 많이 자극하지 않으니 OK.

탄수화물과 단백질은 같이 먹지 않는다

탄수화물은 빠르게 혈당을 올리기 때문에 탄수화물과 단백질을 함께 먹으면 고혈당 상태에서 단백질을 먹는 것과 같다. 고혈당 상태에서는 단백질이 탄수화물처럼 인슐린을 자극하니 탄수화물과 단백질을 같이 먹지 않도록 주의해야 한다.

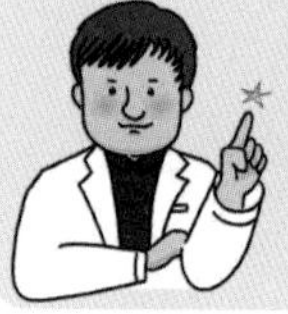

단백질이 부족하면 피부와 모발 문제가 생기고 근육량이 감소해 체력이 떨어집니다. 단백질을 과다 섭취하면 간과 신장을 거쳐 배설되므로 간과 신장에 부담을 줄 수 있습니다.

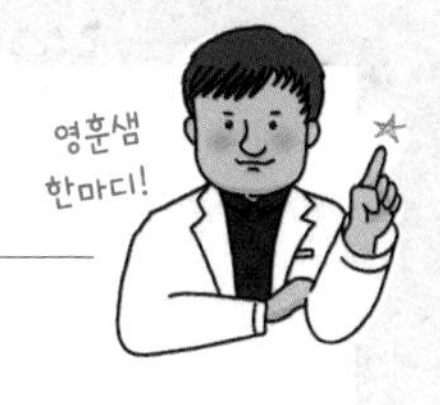

column ★ 근육과 단백질 보충제

참 이상하게도 다이어트를 목적으로 또는 근육을 키울 목적으로 헬스 트레이닝이든 무슨 운동이든 하기로 마음을 먹고 나면 첫 번째로 하는 일이 단백질 보충제 구입이다. 이유를 짐작해 보자면 다이어트 식단을 하면서 운동을 하면 근육이 소실된다는 괴담 때문인 것 같다. 근육은 늘리고 체지방만 쏙 빼고 싶은데 운동으로 칼로리 소비가 늘면 근육을 분해해서 에너지로 쓴다고 알려져 있으니, 단백질 보충제가 꼭 필요하다고 생각하게 되는 것이다.

하지만 이것은 틀린 생각이다. 근육을 분해해서 에너지를 만드는 단계는 체지방을 에너지로 모두 소비한 다음이기 때문이다. 그리고 보통 체형의 사람이라면 식품 섭취를 끊더라도 1개월 정도는 생존할 수 있는 체지방을 가지고 있다. 그러니 실질적인 기아 상태가 한 달 이상 지속되지 않는 한 근육까지 분해해 에너지원으로 쓰는 일은 거의 일어나지 않는 것이다. 그러니 근육 소실을 걱정해서 다량의 단백질 보충제를 챙겨 먹을 필요는 없다.

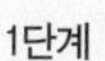

1단계
근육 및 간에 저장된 **글리코겐 분해**

탄수화물 섭취 제한 등으로 포도당이 부족하면 먼저 저장된 글리코겐을 꺼내 쓴다.

2단계
체지방 분해

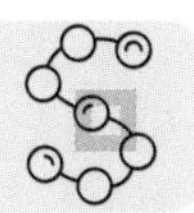

포도당 부족 상태가 해소되지 않으면 체지방을 분해해서 에너지원으로 쓴다.

3단계
근육 분해 → 근육 소실

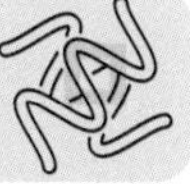

새로운 영양소가 보충되지 않으면 근육 내 단백질을 꺼내 쓴다.

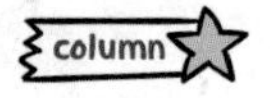

저탄고지 다이어트 3단계 실천법

저탄고지 식단을 잘 시작하려면 어떻게 해야 할까? 탄수화물을 아예 먹지 말라거나, 하루에 몇 그램 이상은 절대 안 된다거나 하는 강박을 가질 필요는 없지만, 저탄고지를 통해 효과적으로 지방 대사에 돌입하고, 잘 유지할 수 있게 해주는 큰 틀의 규칙은 있다. 이 규칙의 기준은 탄수화물 섭취량이다.

하지만 모든 사람에게 획일적인 탄:단:지 비율을 권하지는 않는다. 기준은 알고 있고 중요한 원칙은 지키되, 자신의 몸 상태에 맞춰 유연하게 적용할 것을 강조하고 있다. 단, 1단계를 시작할 때 키토시스 상태로 진입하려면 최소 3일 이상은 탄수화물을 완전히 제한해야 한다는 것을 꼭 명심하자.

간헐적 단식을 이미 하고 있다면 단식 시간을 적절히 잘 지키면서 식사 허용 시간에 저탄고지 식단으로 충분히 영양소를 섭취하면 된다.

step1 저탄고지 식단 적응기(3일~2주)

저탄고지 식단을 처음 시작할 때는 영양소를 충분히 섭취하도록 노력해야 한다. 든든하게 먹어야 과식, 폭식에 빠지지 않는다. 대신 끼니 이외의 간식은 되도록 먹지 말자.

이 시기에는 섭취하는 총 칼로리 가운데서 50~65% 정도의 비율로 지방을 섭취하는 것이 좋겠다. 최소 3일 이상은 탄수화물을 강력히 제한하는 엄격한 식단을 해야 키토시스 상태에 진입할 수 있다.

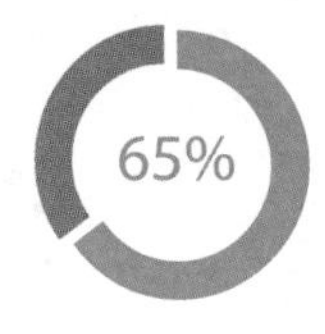

총 섭취 칼로리의 60~65%
지방으로 섭취

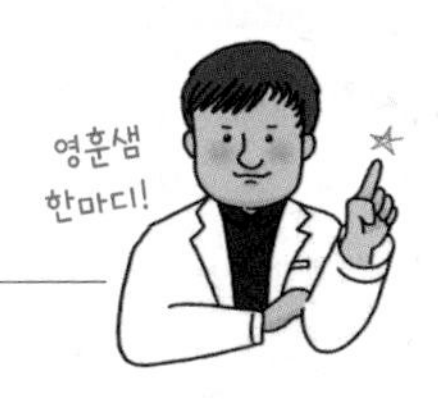

step 2 지방 대사기(2주~3개월 또는 그 이상)

키토시스 상태에 진입하고 2~3주가 지나면 케톤체 양이 많이 늘어난다. 이때부터 체중 감량이 이루어지는데 중간에 체중 감량이 멈추거나 조금 늘기도 할 것이다. 체중의 변화에 상관없이 저탄수화물 식단을 유지하는 것이 중요하다.

지방 대사가 본격화하면 먹는 양이 줄어들게 되니 하루 세끼를 다 먹을 필요가 없다. 두 끼만 먹거나, 한 끼는 정량대로 나머지 한 끼는 조금 줄여 식사를 해도 괜찮다. 무리하지 않는 선에서 적절한 운동을 하는 것이 도움이 된다.

step 3 저탄고지 라이프스타일 유지하기

탄수화물 섭취량은 몸 상태에 맞게 조금씩 늘려나가되 하루에 150g은 넘지 않도록 하자. 전체 섭취 칼로리의 25%를 넘지 않는 선이면 된다.

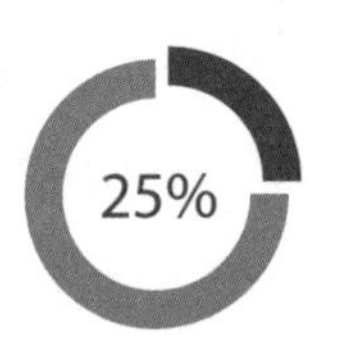

탄수화물 섭취는
총 섭취 칼로리의
25%가 넘지 않게!

저탄고지 라이프스타일에 어느 정도 자신이 붙은 상태에서 조심해야 할 것은 치팅이다. 지방 대사 중에는 치팅을 하더라도 처음에는 체중이 금방 늘지 않기 때문에 자만에 빠지기 쉽다. 치팅을 하더라도 혈당을 급격히 올리는 음식은 피하는 것이 좋으며, 치팅은 되도록 짧게 하고 치팅 후에는 건강한 저탄고지 식단을 잘 지켜나가자.

Tip 치팅은 가끔 스트레스를 푸는 좋은 방안이 될 수 있지만 3일을 넘기지 말아야 한다. 그 이유는 우리 몸이 인슐린 수치 변화에 적응하는 데 3일 정도 걸리기 때문이다. 3일이 넘으면 포도당 대사로 전환될 확률이 높아지는데 키토시스 아웃 상태가 되면 저탄고지 식단을 처음부터 다시 시작해야 한다.

무엇을 먹고 무엇을 피해야 할까?

저탄고지 식단은 가공식품이 아닌 자연 그대로의 식품을 먹고 단 음식과 탄수화물을 줄이는 건강 식단이다. 저탄고지 식단으로 다이어트를 하려는 사람들이 가장 궁금해하는 것이 '뭘 먹어야 하나?'일 텐데 의외로 간단하다.

가공하지 않은 육류나 양질의 지방이 많이 든 식품은 넉넉히 먹고, 가공식품이나 당질이 많이 든 식품은 안 먹거나 줄이면 된다. 각 식품군별로 권장 식품과 피해야 할 식품을 정리해 두었으니 참고하기 바란다.

차선이라는 것은 빵, 떡 등 당질이 많이 든 식품을 먹는 것보다는 낫다는 것일 뿐, 굳이 권장하지는 않는다. '많이 먹어서 좋을 것은 없다' 정도로 생각하면 좋겠다.

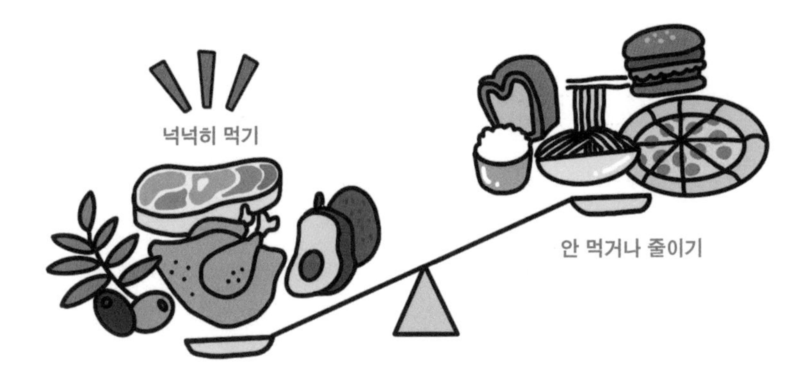

권장하는 식품

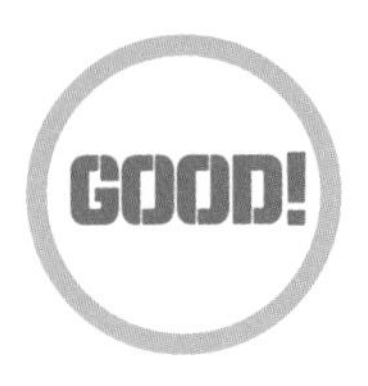

- 쇠고기, 돼지고기 , 닭고기, 달걀을 먹는다.
- 땅속에서 수확하는 채소보다 잎채소를 먹는다.
- 아보카도유, 올리브유, 코코넛유를 먹는다.
- 생선, 해산물을 먹는다.
- 곡류 및 전분성 채소는 조금만 먹는다.

피해야 하는 식품

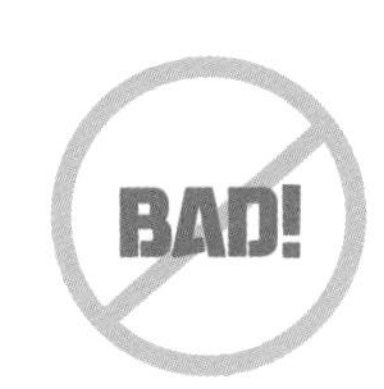

- 사탕, 과일 주스 등 단것은 먹지 않는다.
- 밥, 빵, 면 같은 탄수화물 식품의 섭취를 줄인다.
- 가공식품과 인스턴트식품은 피한다.
- 대두유, 옥수수유, 포도씨유 등 오메가-6 함량이 높은 식물성 기름은 먹지 않는다.
- 마가린 같은 트랜스 지방은 먹지 않는다.

저탄고지 식단에 입문한 사람들 중 당질=단것으로 잘못 생각하는 이들이 적지 않다. 달지 않으면 당질 함유량이 낮을 거라고 생각하는 것이다.

하지만 감자나 무와 같은 뿌리채소는 대부분 당질 함량이 높으므로 주의해야 한다. 탄수화물에서 식이 섬유를 뺀 것이 당질이므로 식이 섬유가 많은 잎채소가 상대적으로 당질 함량이 낮다. 그러니 탄수화물을 섭취할 때는 곡류 등에 많이 들어 있는 전분성 탄수화물을 되도록 제한하고 잎채소를 먹을 것을 권장한다.

마트 등에서 파는 식재료나 가공식품에는 영양 성분이 표기되어 있다. 영양 성분표를 참고하여 당질량이 낮은 것을 고르는 습관을 들이자. (영양 성분표에 대한 정보는 130쪽 칼럼 참고)

어느 정도 익숙해지면 하루 섭취 당질량을 스스로 조절할 수 있을 것이다. 사람마다 건강 상태에 따라 대사의 정도도 다르므로 당질량을 150g⋯›100g⋯›50g으로 단계적으로 줄여가며 최상의 컨디션을 찾는 것도 좋겠다.

- 설탕은 절대 금지! 밥, 빵, 면을 더 이상 주식으로 삼지 말자!
- 감자, 고구마, 옥수수 등 전분성 채소는 될 수 있으면 먹지 않는다.

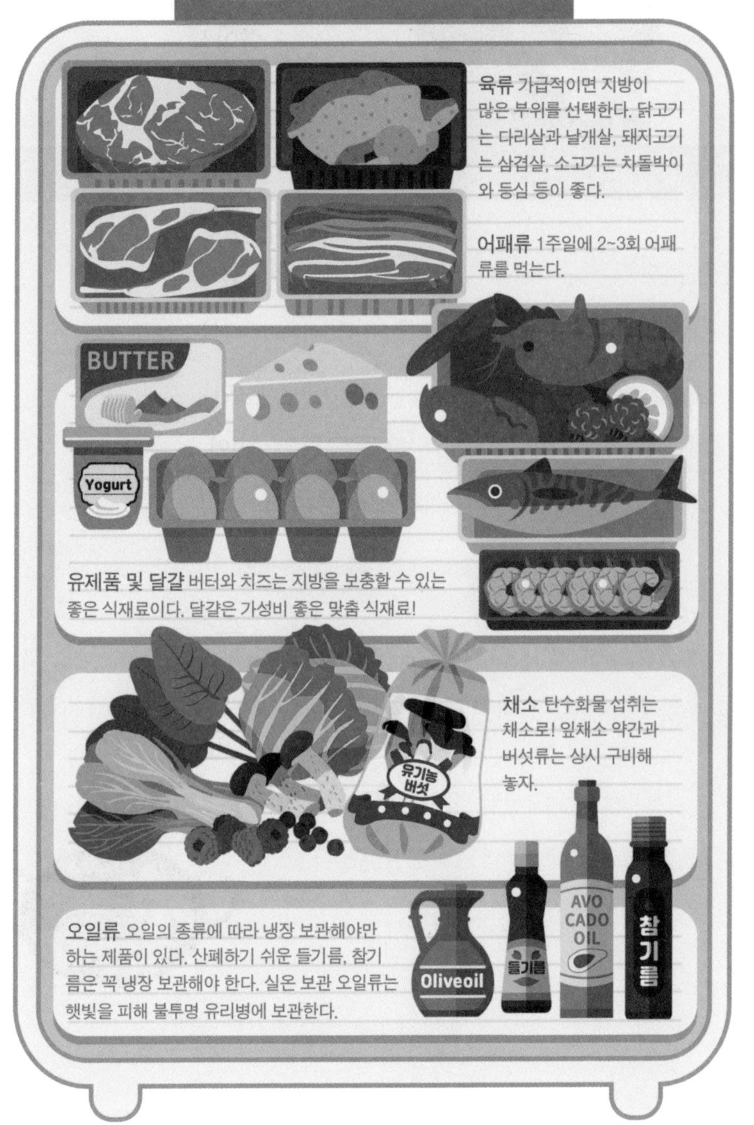
간단키토인의 냉장고
육류 가급적이면 지방이 많은 부위를 선택한다. 닭고기는 다리살과 날개살, 돼지고기는 삼겹살, 소고기는 차돌박이와 등심 등이 좋다.
어패류 1주일에 2~3회 어패류를 먹는다.
BUTTER
Yogurt
유제품 및 달걀 버터와 치즈는 지방을 보충할 수 있는 좋은 식재료이다. 달걀은 가성비 좋은 맞춤 식재료!
채소 탄수화물 섭취는 채소로! 잎채소 약간과 버섯류는 상시 구비해 놓자.
유기농 버섯
오일류 오일의 종류에 따라 냉장 보관해야만 하는 제품이 있다. 산폐하기 쉬운 들기름, 참기름은 꼭 냉장 보관해야 한다. 실온 보관 오일류는 햇빛을 피해 불투명 유리병에 보관한다.
Oliveoil
들기름
AVO CADO OIL
참기름

육류	
권장 식품	•거의 모든 천연 고기와 달걀 •거의 모든 천연 고기의 내장 •설탕이나 당분을 넣지 않은 육포
권장하진 않지만 차선에 해당하는 식품	•햄, 소시지, 베이컨 등 육가공 식품 : 가능하면 첨가물이 적고 고기 함량이 높은 것을 선택한다.
피해야 할 식품	•당분이 많이 든 양념 고기 •고기 함량이 낮은 육가공품 : 거의 밀가루 덩어리라고 할 수 있다. •당분을 많이 넣어 조미한 육포

돼지고기, 소고기, 닭고기, 오리고기, 양고기 등 모든 종류의 고기를 권장한다. 가능하면 지방이 많은 부위를 섭취하는 것이 포인트!

- 닭고기는 가슴살보다 다리살, 날개살이 좋다.
- 돼지고기는 목살보다는 삼겹살이 좋다.
- 소고기는 안심보다 차돌박이나 등심 부위가 좋다.

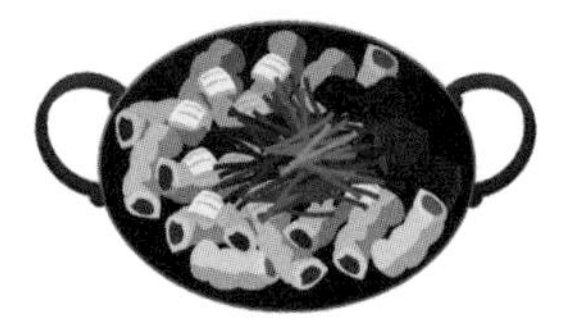

- 동물의 내장(대창, 막창, 곱창, 간 등)도 이상적인 식재료. 내장전골이나 곱창볶음은 좋은 저탄고지 음식이다.

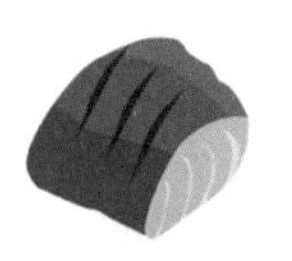
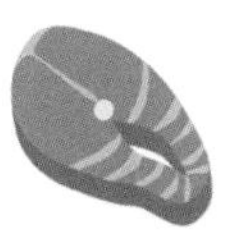
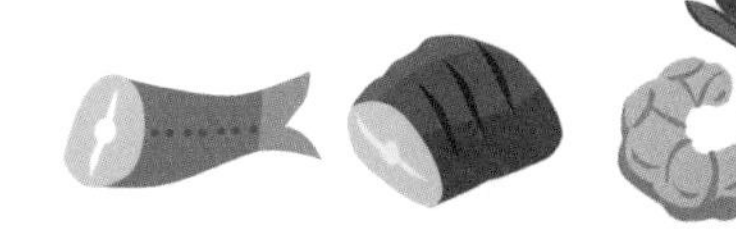
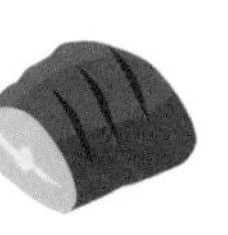
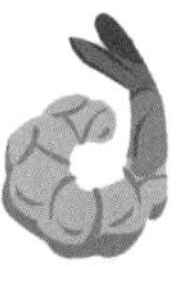
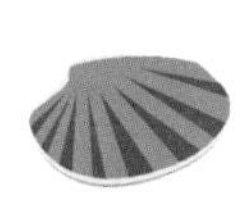

생선과 어패류	
권장 식품	• 거의 모든 자연산 생선과 어패류 : 오메가-3 지방산이 많은 고등어, 정어리류, 연어, 새우 등 • 조미하지 않은 건어물
피해야 할 식품	• 식물성 기름 및 양념을 넣어 조미한 통조림 식품 • 조미한 건어물: 쥐포, 진미채 등

모든 종류의 생선과 어패류와 해산물을 권장! 생선 역시 육류와 마찬가지로 고등어, 참치, 연어와 같이 오메가-3 지방산 함량이 높은 생선을 권장한다. 육류를 잘 소화하지 못하는 사람이라면 생선, 어패류, 해산물을 식재료로 적극 활용하자..

일주일에 두 번 정도 생선과 해산물을 먹으면 단조로운 식단에 활력을 줄 수 있어 저탄고지 식단을 꾸준히 실천하는 데 도움이 된다.

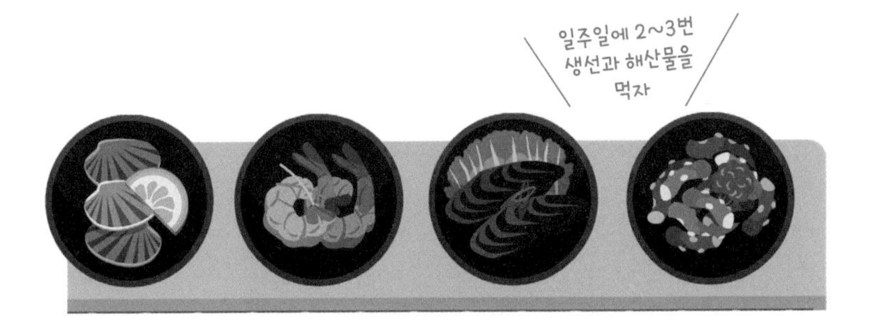

채소 및 버섯류	
권장 식품	• 거의 모든 잎채소 • 오이, 호박, 가지, 파프리카 • 버섯류
권장하진 않지만 차선에 해당하는 식품	• 당근, 양파, 파, 무, 연근, 우엉, 토마토 등
피해야 할 식품	• 전분성 채소: 감자, 고구마, 옥수수 등

채소 중 근대, 배추 같은 잎채소를 비롯해 브로콜리, 콜리플라워, 아스파라거스 등 땅 위에 자라는 것은 OK라고 생각하면 간단하다.

땅 밑에서 자라는 것은 안 먹거나 줄인다. 뿌리 채소들은 대개 당질 함량이 높기 때문이다. 당근, 양파는 많이 먹지 않도록 주의하고 고구마, 감자는 밥과 같이 취급하라. 옥수수도 당질이 높으니 주의!

버섯은 미네랄과 비타민, 필수 아미노산이 풍부하고, 식이 섬유 함유량이 많아 저탄고지 식단에 좋은 식재료이므로 적극 권장한다.

땅 위에 나는
잎채소와 버섯류는
충분히 먹는다
땅속 채소는
안 먹거나 줄인다

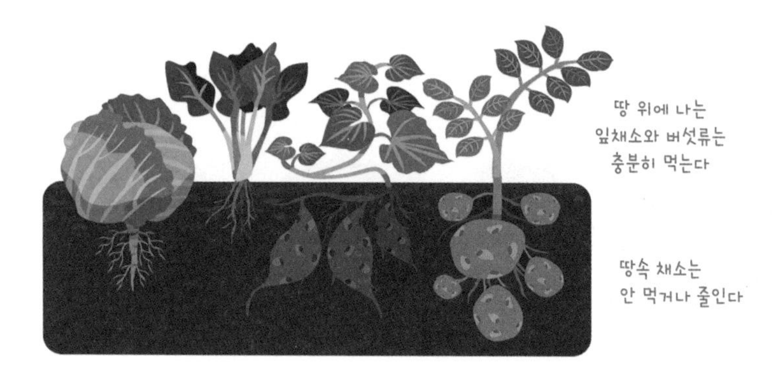

과일	
권장 식품	• 아보카도, 코코넛, 레몬, 라임 • 베리류 과일: 블랙베리, 라즈베리, 딸기, 블루베리
피해야 할 식품	• 당도가 높은 과일: 포도, 망고, 파인애플, 배, 오렌지 등

과당 때문에 저탄고지 식단에서 과일은 피해야 할 식품군 중 하나지만 과당 함유량이 낮은 베리류 과일은 허용한다. (하지만 우리나라 딸기는 당도가 높은 편이라 많이 먹지 않도록 한다.)

아보카도는 비타민, 칼륨 등 영양소 및 식이 섬유가 풍부하고 지방 함유량이 높아 저탄고지에 가장 적합한 과일이다.

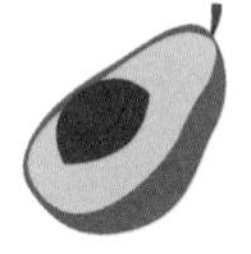

코코넛은 지방 함유량이 많은 과일 중 하나다. 착즙 주스 등은 피해야 하지만 코코넛 과육이나 코코넛유는 권장! 요리에 곁들이는 레몬과 라임도 OK.

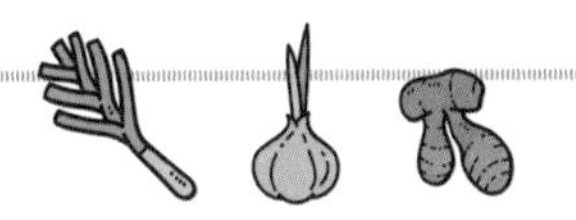

향신채는 괜찮을까?

고기의 누린내나 생선의 비린내를 잡고 음식의 풍미를 높여주는 고추, 마늘, 생강, 파 등 향신채는 크게 신경 쓰지 않고 섭취해도 된다. 보통 식품 정보는 100g을 기준으로 표시하는데 예를 들어 100g당 당질량을 보면 시금치는 1.5g, 마늘은 31g이다. 이 수치만 보고 마늘은 당질량이 높으니 먹지 말아야겠다 생각할지 모르지만 마늘 100g을 먹기란 무척 힘든 일이다. 양념으로 사용되는 마늘의 양은 1인분 기준일 때 1~3g 정도에 불과하다.

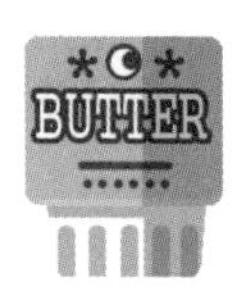

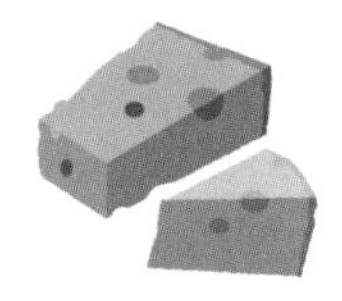

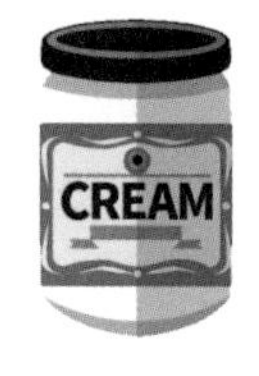

유제품 등	
권장 식품	• 천연 버터, 자연 치즈
권장하진 않지만 차선에 해당하는 식품	• 우유, 요거트, 생크림 등
피해야 할 식품	• 가공 버터, 가공 치즈, 연유

버터와 치즈는 요리의 풍미를 높이고, 지방 섭취량도 늘릴 수 있으므로 저탄고지 식단에 좋은 식재료이다. 단, 가공 버터나 가공 치즈는 단맛을 내는 식품 첨가물이나 기타 재료가 추가되므로 주의해야 한다.

요거트나 생크림은 당질이 들어 있지 않은 제품을 선택한다.

유제품은 상대적으로 포만감이 낮아 많이 먹게 되므로 될 수 있으면 저탄고지 식단 초반에는 제한하는 것이 좋다. (특히 우유에는 200ml당 약 10g의 유당이 들어 있다. 단맛을 끊어내야 하는 저탄고지 식단 초반에는 절대 금지.)

견과류	
권장 식품	• 마카다미아, 호두, 피칸, 아몬드, 헤이즐너트, 브라질너트
피해야 할 식품	• 캐슈너트, 땅콩

지방과 식이 섬유가 풍부한 견과류는 저탄고지 식단에 아주 좋은 식품이다. 하루 한 줌 정도 먹는 게 적당하다.

캐슈너트와 땅콩은 당질 함량이 높으므로 먹지 않는다.

식용유	
권장 식품	• 라드, 기 버터, 코코넛유, 올리브유, 아보카도유, 들기름
피해야 할 식품	• 대두유, 옥수수유, 해바라기씨유, 카놀라유, 포도씨유 등 기타 식물성 기름

조리용 기름으로는 포화 지방이 풍부한 라드와 코코넛유를 적극 권장한다. 올리브유, 아보카도유는 조리용은 물론이고 샐러드 등에 그대로 넣어 먹어도 좋다.

오메가-6 비율이 높아 염증을 일으킬 수 있는 대두유, 카놀라유 등 기타 식물성 기름은 제한한다(자세한 설명은 107쪽 참고).

들기름과 참기름은 요리의 풍미를 높이는 데 좋다. (들기름은 오메가-3 비율이 높고 참기름은 항산화 물질이 들어 있어 좋다.) 단, 발연점이 낮으므로 비열 조리에 적합하다.

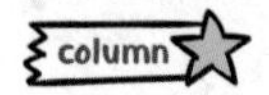

식품 원재료와 영양 성분을 확인하자!

저탄수화물 다이어트의 성공 비결은 식품에 포함된 당질량을 확인해 당질 함량이 적은 식품을 골라 먹는 것이다. 시중에 유통되는 대부분의 식품에는 포장지의 앞면 혹은 뒷면에 원재료와 영양 성분이 표기되어 있다.

영양 성분표에는 칼로리, 나트륨, 탄수화물(당류), 지방(포화 지방, 트랜스 지방), 콜레스테롤, 단백질의 6가지 영양소 양이 표기되어 있는데 이것은 국가에서 의무로 규정한 것이다. 식이 섬유가 표기된 경우도 많은데 당질량을 계산할 때는 탄수화물(당류, 당알코올 포함)에서 식이 섬유를 뺀 나머지가 당질(순탄수화물)이다.

✳ 영양 성분표 보기

가장 신경 써야 할 것은 탄수화물 및 당류 함유량이다. 당류량이 낮은 것을 고르되 당류에는 다당류나 합성 감미료가 포함되지 않으므로 당류가 0g이라고 표기되어 있더라도 당질이 전혀 없는 것이 아니다. 그러므로 많이 섭취하는 것은 금물이다.

영양 정보	총 내용량 000g 000kcal
100g당	1일 영양 성분 기준치에 대한 비율
나트륨 00g	00%
탄수화물 00g	00%
당류 00g	
지방 00g	00%
포화 지방 00g	00%
트랜스 지방 00g	
콜레스테롤 00mg	00%
단백질 00g	00%

1일 영양 성분 기준치에 대한 비율(%)은 2,000kcal 기준이므로 개인의 필요 열량에 따라 다를 수 있습니다.

기준이 되는 내용량을 표시한다. 총 내용량(포장당), 100g당 혹은 단위 내용량 등

각 영양소별 함유량과 1일 영양 성분 기준치에 대한 비율이 표기되어 있다. 각 영양소별 함유량에 더 주목하자.

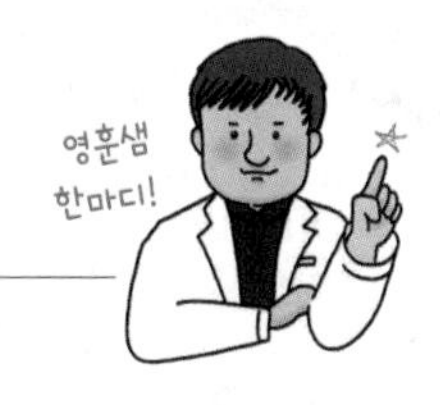

✳ 원재료 표기 보기

시중에 유통되는 가공식품에는 원재료가 표기되어 있어 내용물을 확인할 수 있다. 특히 식품 알레르기가 있는 사람은 가공식품에 무엇이 들어 있는지 꼭 확인해야 한다. 원재료 표기는 식품 가공물과 원재료로 구분되는데, 원칙상 사용되는 모든 원재료가 기재된다. 원재료는 당질이 낮은 식품을 고르고 육가공식품인 경우 원육 함량이 높은 것을 선택한다. 그 외 식품 첨가물을 확인한다. 대부분의 가공식품에는 맛과 모양을 좋게 하기 위해 감미료나 식용 색소 또 장기간 보관을 위한 첨가물이 들어 있으니 첨가물에 당질이 많이 들어 있지는 않은지, 과도한 화학 첨가물이 들어 있지는 않은지 확인해 보자.

> 제품명: ○○○ 순살 족발
> 원재료명 및 함량: 돈육(족) 97.4%(돼지고기 수입산), 마늘 0.5%(국산), 천일염, 양파 0.4%(국산), 물엿, 소주, 생강, 된장, 둥글레, 감초, 계피, 산초, 발효식초, L-글루타민산나트륨(향미증진제)

✳ 식품 성분 검색 활용하기

일상적으로 집에서 먹는 식사, 식당 음식 등의 식품 성분이 궁금하다면 식품의약품안전처에서 제공하는 〈대한민국 식품영양성분 통합 데이터베이스〉를 적극 활용해 보자. 자주 먹는 요리의 당질량을 알고 있으면 하루 식사에 따른 총 당질량을 대략적으로 계산할 수 있다. 점심에 계획보다 당질을 많이 섭취했다면 저녁에는 조금 더 절제할 수 있을 것이다. 이 사이트에서 식품 성분을 바로 검색할 수도 있고 엑셀로 정리된 데이터를 다운로드할 수도 있다.

대한민국 식품영양성분 통합 데이터베이스
https://various.foodsafetykorea.go.kr/nutrient/

저탄고지 다이어트 초반에 주의할 점

저탄고지 식단을 시작하고 나서 많은 사람이 '키토 플루'와 '키토 래시'를 경험한다. 특별히 지병이 없다면 크게 걱정할 일은 아니지만 막상 증상이 나타나면 당황스럽기도 할 것이다. 키토 플루와 키토 래시를 예방하고 증상을 완화시킬 수 있는 방법을 알아보자.

키토 플루란?

키토 플루는 탄수화물 대사에서 지방 대사로 바뀌면서 찾아오는 일종의 적응 과정으로 감기와 증상이 비슷하다. 저지방 식단으로 다이어트를 반복했거나 탄수화물을 많이 먹던 사람에게는 더 심하게 나타나기도 한다.

키토 플루는 신체의 수분 균형, pH 균형, 근육 기능 및 많은 다른 중요한 생리적 과정을 조절하는 데 중요한 역할을 하는 전해질을 보충하면 대개 증상이 호전된다. 가장 쉬운 방법이 물을 충분히 마시고 소금(전해질)을 보충하는 것인데 이것만 지켜줘도 키토 플루를 예방하거나 증상이 나타나는 기간을 줄 일 수 있다. 대개 1주일 정도면 증상이 호전되지만 사람에 따라 2~3주 이상 지속되는 경우도 있다. 이때는 운동을 삼가고 충분한 수면을 취하는 것이 도움이 되며 전해질(마그네슘, 칼륨) 등을 추가로 섭취하면 좋다.

키토 플루가 심해 견딜 수 없는 정도라면 탄수화물을 섭취량을 늘리면 증상이 완화된다. 이때 여유를 갖고 탄수화물 섭취량을 서서히 줄여가면서 저탄고지 식단을 다시 시작하는 것이 좋다. (2~3주 정도에 걸쳐 몸이 천천히 식단에 적응할 시간을 준다.)

키토 래시란?

저탄고지 식단 초기에 겪을 수 있는 일시적 현상으로 발진, 가려움증 등의 증상이 나타난다. 이는 늘어난 지방 섭취로 몸속에 쌓여 있던 지용성 물질이 녹아 혈액으로 유입되면서 생기는 현상이다. 빠른 진정을 위해서 탄수화물을 조금 섭취하기도 한다. 대개는 시간이 지나면 증상이 사라지지만, 심하면 그 밖의 다른 알레르기 질환일 수도 있으니 병원을 가는 것이 좋다.

키토 래시 증상이 생겼다면 땀이 나지 않도록 몸을 시원하게 유지하고 키토 플루 때와 마찬가지로 탄수화물 섭취량을 일시적으로 늘려본다. 탄수화물을 늘렸는데도 증상이 완화되지 않는다면 평소 먹지 않던 식품 섭취에서 오는 알레르기 반응일 수도 있으니 식단을 점검해 본다.

키토 플루를 피하는 방법

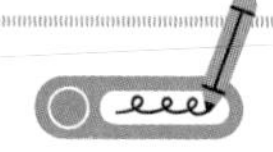

키토 플루는 단순히 소금 섭취를 늘리는 것만으로 예방하거나 증상이 나타나는 기간을 줄일 수 있다. 소금 섭취를 늘리는 방법은 다음을 참고한다.

- 음식을 만들 때 평소보다 조금 짜게 조리한다.
- 쇠고기 또는 닭고기로 육수를 내어 먹는다. (사골 수프 추천)
- 채소 피클(설탕이 들지 않은 수제 피클 또는 간장 베이스의 피클)과 베이컨 같은 짠 음식을 먹는다.
- 소금 외 다른 전해질을 보충하기 위해 마그네슘과 칼륨 등이 많이 들어 있는 다음 음식의 섭취를 늘린다. 마그네슘과 칼륨은 눈 떨림이나 근육 경련 등의 증상 완화와 예방에도 도움이 된다.

마그네슘이 많이 들어 있는 식재료	칼륨이 많은 들어 있는 식재료
케일, 시금치, 근대, 아보카도, 다크초콜릿, 카카오닙스, 연어, 고등어, 아몬드	아보카도, 시금치, 브로콜리, 블랙베리, 토마토, 호두, 아몬드, 연어, 고등어, 참치

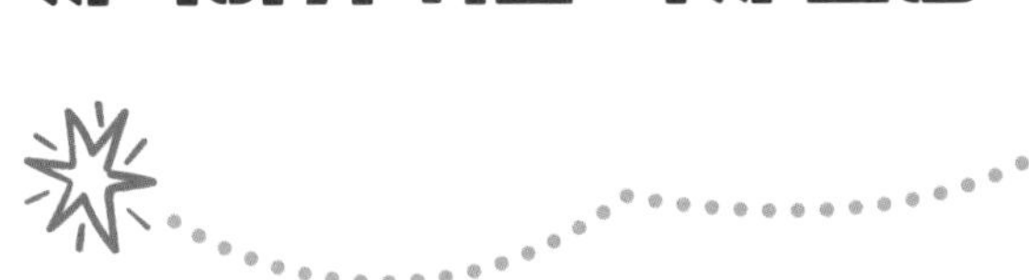

저탄고지 다이어트를 지속하기 위한 식사 요령

“밖에 나가면 온통 탄수화물이 가득한 음식뿐이라 정말 힘들어요.” 저탄수화물 식단을 시도하는 열에 아홉은 이렇게 말한다.

탄수화물 위주 식단이 보편화된 사회에서 식당에 간 나를 위해 알아서 저탄수화물식을 대령하기를 기대한 걸까? 건강을 지키면서 다이어트 효과를 빨리 보고 싶다면 먹기 전에 늘 계획하고 궁리해야 한다. 어떻게? 탄수화물을 되도록 적게 먹는 것을 최우선으로 놓고 영리하게 먹으면 된다.

식당에서 되도록 탄수화물을 먹지 않거나 먹더라도 최대한 적게 먹을 방법은 얼마든지 있다. 우선, 나는 식당에 갈 때 탄수화물 이외에는 선택지가 없는 곳은 무조건 피하려 한다. 이를테면 백반집, 분식집, 중국집 같은 곳 말이다.

식당 메뉴 내가 만들기

흔히들 집에서는 저탄수화물식을 잘할 수 있는데 외식할 때는 저탄수화물식을 고수하기 어렵다는 사람들이 적지 않은데, 조금만 생각을 바꿔보자. 식당에서는 손님이 왕이다. 정해진 메뉴 안에서만 먹어야 한다는 생각을 버리면 저탄수화물식을 하는 게 전혀 어렵지 않다.

나는 점심으로 건더기가 많은 순대국이나 내장탕 등 탕류를 자주 먹는데 딸려 나오는 밥이나 국수는 먹지 않는다. 대신 주문할 때 공깃밥을 안먹으니 고기와 국물을 조금 더 달라고 부탁한다. 순대국을 먹을 때는 '순대 없이 내장과 고기만'으로 주문하는 건 기본. 부추나 파를 듬뿍 넣는 것도 아주 좋은 방법이다. 배가 많이 고플 때는 고기가 조금 더 들어 있는 '특'으로 시키면 된다. 밥이 먹고 싶을 때는 아주 조금만 먹는다. 선짓국을 먹을 때도 마찬가지고 삼계탕도 되도록 밥을 적게 먹으면 된다.

우리나라 사람이 즐겨 먹는 곰탕 등 사골이나 고기로 육수를 낸 탕류는 아주 좋은 저탄고지 메뉴 중 하나다. 동네마다 순댓국집, 곰탕집, 추어탕집 등은 하나씩 다 있으니 저탄수화물 식당이 널려 있는 셈이다. 단, 매운 양념장에는 당질이 많이 들어 있으므로 넣지 않는 것이 좋다.

쌀국수도 나쁘지 않은 선택인데 이때도 "국수는 반만 넣고 숙주

나물과 양파는 두 배로 넣어주세요. 그리고 고기 추가해 주세요"라고 주문한다.

비빔밥도 즐겨 먹는 메뉴인데 채소는 많이, 밥은 3분의 1 공기 정도만 넣는다. 거기에 달걀프라이 네다섯 개를 넣고 고추장은 아주 조금만 넣어서 비빈다. 그게 무슨 비빔밥이냐고? 법으로 정해진 비빔밥은 없다!

쌈밥도 추천할 만하다. 쌈 추가, 고기 추가. 밥 아닌 건 무조건 추가하고 밥은 3분의 1 공기만 먹어도 충분히 배부르다. 내가 어떻게 주문하느냐에 따라 외식도 훌륭한 저탄수화물 식단이 된다. 최소한 '탄수화물 위주'로 먹는 건 얼마든지 피할 수 있다.

간식은 탄수화물 아닌 것으로만!

간식인데 탄수화물을 빼면 먹을 게 뭐가 있냐고? 이 역시도 찾아보면 탄수화물 아닌 간식이 널렸다. 사실 간식은 되도록 안 먹는 것이 좋다. 저탄수화물식으로 몸을 청소하고 있는데 간식으로 인스턴트식품, 패스트푸드, 당분이 그득한 음료수를 먹는다는 건 청소하는 방에 쓰레기를 계속 버리는 격이다. 내가 청소하는데 남이 이런 행동을 한다면 불같이 화를 낼 일인데 나한테만 관대한 것처럼 바보 같은 행동은 없다.

그래도 입이 궁금해서 미칠 지경이라면 탄수화물이 아닌 간식을 골라 먹자. 가장 쉽게 구할 수 있는 간식은 치즈와 견과류이고, 카카오 함유량 97%짜리 다크초콜릿도 있다. 다크초콜릿은 처음엔 많이 쓰겠지만 익숙해지면 꽤 훌륭한 간식인데 다크초콜릿에는 마그네슘이 많이 함유되어 있어서 여성에게 특히 좋다.

달걀(삶은 달걀, 맥반석 달걀, 구운 달걀 등)도 아주 괜찮은 간식이다. 코코넛 스낵, 돼지 껍질 스낵처럼 아예 포화 지방 위주로 섭취할 수 있는 간식들도 시중에 제법 나와 있다.

좋은 버터와 코코넛유를 섞은 버터커피(일명 방탄커피)도 저탄고지 다이어트에서 즐겨 먹는 간식이다. 삶은 달걀과 버터커피는 바쁠 때 한 끼 정도 대체하기에도 좋다.

다크초콜릿의 효능

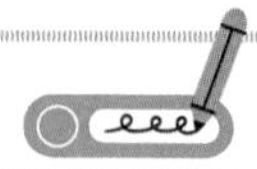

다크초콜릿은 수용성 식이 섬유와 미네랄이 풍부하게 들어 있어 건강에 좋은 간식거리다. 카카오 함량이 70~80%인 다크초콜릿의 경우 철분, 마그네슘, 구리, 칼륨, 아연, 셀레늄을 비롯하여 올레산과 스테아르산, 팔미트산 같은 좋은 지방산도 포함되어 있다. 또 폴리페놀과 카테킨 등이 들어 있어 항산화 효과도 뛰어나 노화 방지에도 좋다고 한다.

게다가 LDL 및 중성 지방 수치를 낮춘다고도 알려져 있는데 연구에 의하면 일주일에 45g의 다크초콜릿을 섭취하면 심혈관 질환 위험이 11% 낮아진다고 하니 훌륭한 간식이 아닐 수 없다.

다만 너무 많은 양을 섭취하면 카페인 때문에 수면 장애를 일으킬 수 있으니 주의!

고탄수화물식은 정해 놓은 날에만 먹기

간혹 탄수화물이 정말로 먹고 싶을 때가 있다. 도저히 안 먹고는 못 살겠다면 정해 놓고 먹도록 하자.

주중에는 저탄고지 식단을 지키고 주말에는 치킨이나 피자 한 번 먹겠다는 식으로 원칙을 세워놓으면 된다. 그렇게 주말에 기분 전환을 하고 주중에는 다시 저탄고지 라이프스타일로 돌아오는 것이다. 계획이 없으면 조절하기 어렵고, 무너지기는 쉬워도 되돌아오기는 정말 어렵기 때문이다.

살다 보면 이런저런 문제들로 스트레스를 받아서 계획과 무관하게 마구 먹고 싶을 때도 있다. 나라고 해서 그런 유혹이 없지 않다. 그럴 땐 '오늘 같은 날은 위로하는 셈 치고 한번 먹지 뭐' 하면서 지고 들어가지 말고 내 마음에 한번 물어보자.

나는 음악을 들으면서 스트레스나 속상한 마음을 가라앉히는 편이어서 스트레스를 받아 달고 매운 음식이 먹고 싶을 땐 '내가 화가 나서 위로가 필요한데 음식 말고 음악으로 위로해 볼까?'라고 내 마음에 동의를 구한다. 그렇게 한숨 누그러뜨리고 음악을 들으면 훨씬 마음이 편안해진다. 그리고 이 방법을 자주 쓰다 보니 점점 효과가 좋아지는 것을 느꼈다. 내 마음을 다스리는 힘이 조금씩 커진 것이 아닐까.

계획에 없는 식단의 일탈은 정말 좋지 않다. 그러니 계획 없이 실수하지 않기 위해 운동이든 음악이든 산책이든 본인만의 스트레스 해소법 한 가지 정도는 만들어두자.

탄수화물 영리하게 먹기

탄수화물을 먹는 양은 저탄고지 식단 초기에는 사람마다 차이가 있을 수 있지만 식단 안정기에 접어들면 탄수화물 섭취량이 총 섭취 칼로리의 25%를 넘지 않는 것이 좋다. 탄수화물을 먹을 때도 최대한 영리하게 먹는다면 혈당 피크나 인슐린의 영향을 최대한 덜 받을 수 있다.

가장 좋은 방법은 바로 내 몸을 속이는 것인데, 식사를 할 때 여러 음식 중 지방과 단백질 식품, 채소 등을 먼저 먹고 탄수화물 식품을 가장 나중에 먹으면 된다. 탄수화물을 마지막에 먹으면 인슐린을 덜 자극하기 때문이다.(이런 순서로 먹었을 때 인슐린에 미치는 영향이 눈에 띄게 줄어든다는 연구 결과도 있다.) 그러니 식사를 할 때는 탄수화물을 아끼고 아꼈다가 맨 나중에 먹도록 하자.

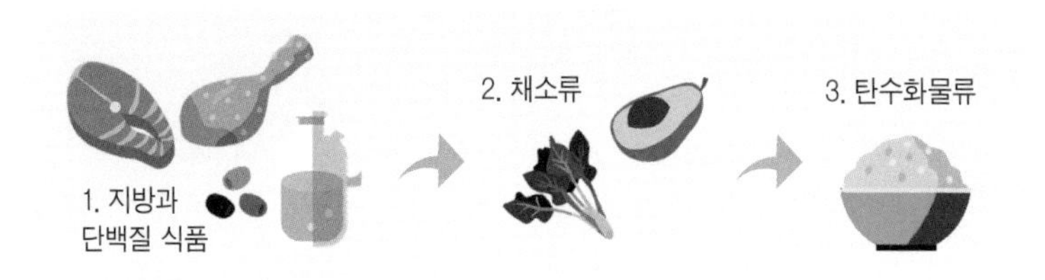

column ☆ 외식의 세 가지 요령

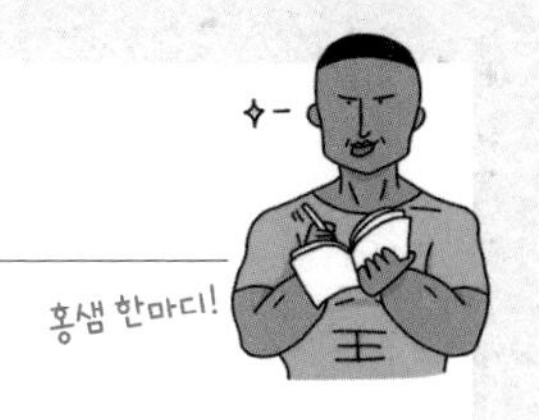

❶ 밥은 빼주세요!

고기 구이 정식이나 생선 구이 정식, 삼계탕 등 밥을 빼고 먹을 수 있는 메뉴를 선택한다. 그리고 밥을 거부할 약간의 용기가 필요하다. 처음에 밥을 안 먹으니 빼달라고 하면 식당 주인이 신기하게 쳐다볼 수도 있다. 하지만 식당 주인장과 좀 친해지면 달걀프라이를 따로 주거나 주메뉴의 양을 조금 더 주기도 한다.

❷ 조미료는 멀리!

자극적인 양념이 아닌 소금, 후추만으로 간이 된 요리를 선택한다. 샐러드는 소스 없이 먹거나 당질이 적은 소스를 이용한 샐러드를 선택하자. 토마토케첩, 돈가스 소스, 굴소스, 고추장 양념은 당질이 매우 높으므로 특히 주의한다. 저당질 마요네즈는 잘 고르면 저탄고지 식단을 즐겁게 만드는 좋은 소스가 될 수 있다. 마요네즈를 고를 때는 좋은 지방으로 만들었는지, 첨가물은 들어 있지 않은지 확인한다. 저지방이나 칼로리를 낮췄다고 광고하는 것은 맛을 내기 위해 당질이 더 많이 들어가니 주의!

❸ 밥 대신 달걀이나 두부!

밥이 없는 허전함을 달랠 수 있는 대체품을 찾는다. 내 경우는 달걀로 포만감을 채우는데 달걀프라이, 달걀찜, 반숙란을 주로 이용한다. 연두부나 튀김두부도 좋은 대체품이다. 연두부나 달걀찜은 편의점에서도 쉽게 구할 수 있는데 동봉된 소스는 먹지 않는 것이 좋다. 편의점에서 판매하는 달걀찜 중에는 감미료가 많이 들어간 것도 있으니 주의.

TIP 사실 한식은 밥과 반찬으로 구성되어 있어 밥을 빼고 먹으면 좀 간이 셀 수 있다. 이럴 땐 쌈이 최고다. 국물이 아닌 다음에야 쌈을 못 싸 먹을 음식은 없다. 요즘 채소값이 비싸 쌈을 제공하는 식당이 줄어들고 있어 나는 따로 담아 가기도 한다.

column

3-7-7 체중 감량 부스터

저탄고지 식단이 자리를 잡고 지방 대사가 아주 잘 이루어질 즈음 살을 좀 더 빼고 싶다면 어떻게 해야 할까? 체중 감량에 가속도를 더할 3-7-7 법칙을 소개한다.

처음 3일 엄격한 저탄고지 식단

3일 정도 아주 엄격한 저탄고지 식단을 하면 키토시스 상태에 빠르게 진입할 수 있다. 이 기간에는 탄수화물을 최대한 억제하고 품질 좋은 육류와 지방을 넉넉히 섭취해야 한다. 외식을 하게 되면 각종 당질에 노출될 수 있으니 주의하자.

다음 7일 키토시스 상태 유지

살이 빠지는 단계로 넘어가려면 키토시스 상태를 최소 7일은 유지해야 한다.
지방 대사가 안정적으로 자리를 잡아야 감량이 시작되기 때문이다.

이때부터 살이 빠지기 시작한다

다음 7일 키토시스 상태 지속

살이 빠지는 단계로 접어들었다면 키토시스 상태를 안정적으로 유지하자.
지방 대사가 잘 유지돼야 감량이 본격적으로 이루어진다.

3-7-7 법칙에서 중요한 것은 키토시스 상태를 '유지'하는 일이다. 2단계든 3단계든 중간에 키토시스 상태에서 벗어났다면 처음부터 다시 시작해야 한다.

우리, 오늘부터 다시 1일!

column

스트레스는 다이어트의 적이다!

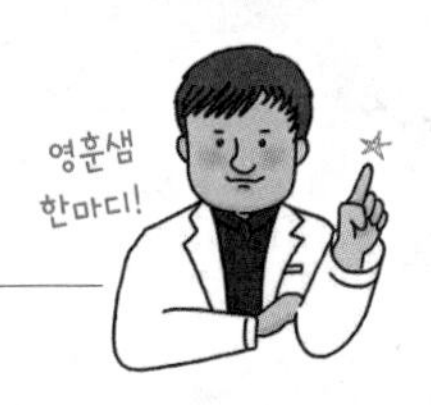

스트레스를 받으면 스트레스 호르몬의 일종인 코르티솔이 증가한다. 이 호르몬은 몸에 지방을 축적하는데, 특히 복부에 지방을 저장시켜 복무 비만을 유발한다. 예기치 않은 사고 등 급격한 외부 자극에 의한 급성 스트레스는 위 기능을 약화시켜 식욕 부진 상태를 만든다. 그래서 일시적으로는 체중이 줄어들 수 있다.

하지만 급성스트레스도 2주가 지나면 만성 스트레스 상태가 된다. 만성 스트레스는 식욕을 증가시키고 결국은 비만에 이르게 한다. 우리가 다이어트를 하다 못 참고 폭식을 하게 되는 이유도 다이어트 자체가 스트레스를 유발하기 때문이다. 그래서 절식을 강요하는 칼로리 제한 다이어트에 비해 저탄고지 다이어트는 탄수화물만 제한하면 못 먹어서 생기는 스트레스는 덜한 편이다. 그렇더라도 다이어트에 모든 생활 자체가 매몰되면 스트레스는 증가할 것이다. 그러니 저탄고지 다이어트를 하더라도 살을 빼는 데만 매몰되지 않게 신경을 분산시키는 것이 좋다.

제일 좋은 방법은 긍정적인 마음을 갖는 것이니 명상을 하는 것도 좋고 다이어트에 성공한 사람들의 경험담을 찾아 읽는 것도 좋겠다. 또 무리하지 않는 범위에서 가벼운 운동을 하고 햇볕을 받으며 산책을 하는 것도 좋다. 평소에 자신이 좋아하는 취미 활동은 스트레스 해소에 도움이 되므로 적극 즐기자.

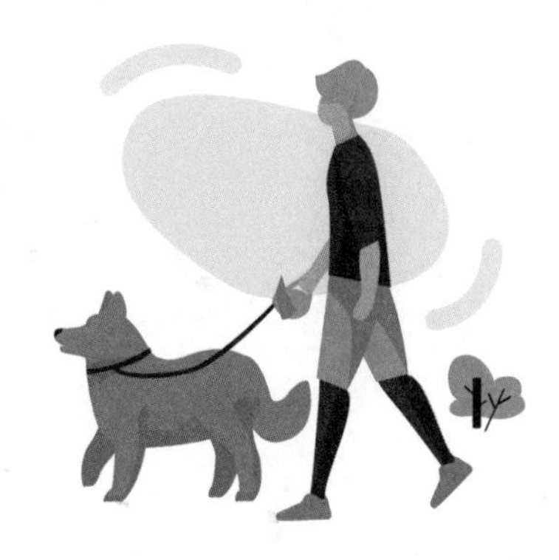

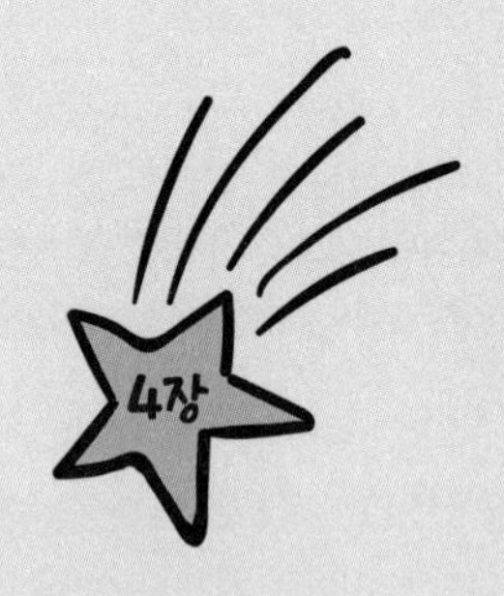

아놀드 홍과 함께하는
간단키토 건강 수칙

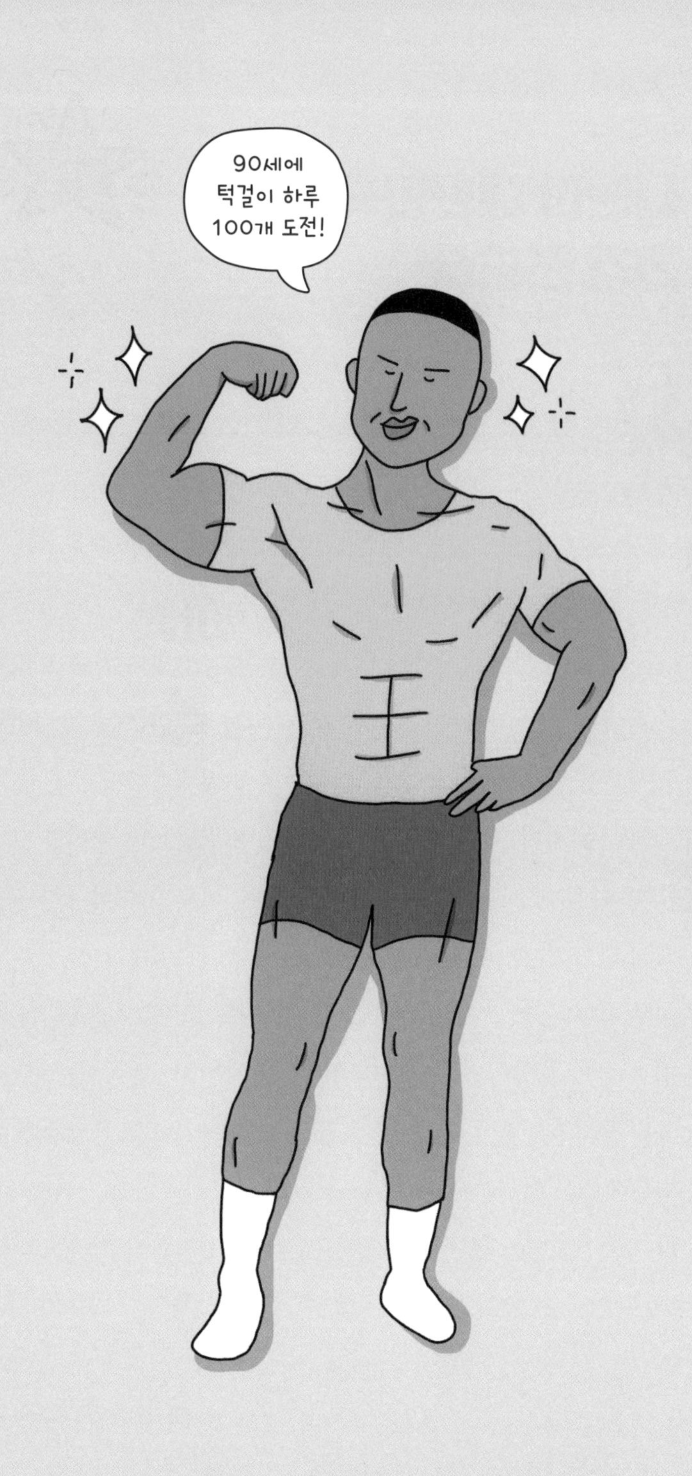
90세에
턱걸이 하루
100개 도전!

나는야 대한민국 건강 전도사!

나는 헬스 트레이너이자 보디빌딩 선수다. 18세에 처음 보디빌딩 대회에 출전했고, 32세가 된 2001년부터는 본격적으로 보디빌딩 선수 생활을 시작했다. 그리고 남들은 헬스 트레이너도 은퇴할 나이에 다시 보디빌딩 선수로 나서고 있다. 내가 남보다 의지가 강해서일까? 아니면 선천적 강골이어서? 그것도 아니면 태어나기를 근육이 잘 만들어지는 보디빌딩 금수저여서?

전부 아니다. 헬스 트레이너로서, 보디빌딩 선수로서, 50대를 맞은 한 사람의 자연인으로서 나의 이 극적인 변화는 음식, 즉 식단과 단식을 통해 이루어냈다. 더불어 평생 동안 지켜나갈 일상생활 속 습관을 정해서 실천하고 있다.

나는 스스로를 '대한민국 건강 전도사'라며 열심히 떠들고 다닌다. 과거에는 대한민국 몸짱, 대한민국 넘버원 보디빌더로 불리기를 바랐지만 지금은 오직 건강 전도사로 살겠다는 마음뿐이다. 간헐적 단식에 꽂힌 이유도 가장 건강하고 행복하게 살 수 있는 방법이라는 확신이 들었기 때문이다. 그렇게 꾸준히 공부하다 보니 내 확신을 뒷받침할 수 있는 근거들도 점점 더 많이 알게 되었다.

언론 매체나 유튜브 방송 등을 통해 여러 번 이야기했지만 내가 건강 전도사로 살게 된 계기는 나의 아픈 경험 때문이다. 나의 아버지는 췌장암 선고를 받은 뒤 6개월 만에 62세의 나이로 숨을 거두셨다. 제대로 손 한번 써보지 못한 급작스러운 이별이었다. 아버지의 죽음에 충격을 받으신 어머니께서는 우울증을 앓다가 2년 뒤 불과 56세에 스스로 목숨을 끊으셨다. 그리고 아내 또한 암 투병으로 큰 고비를 넘겼다.

황망하기 짝이 없는 부모님과의 이별, 사랑하는 아내의 암 투병을 연이어 겪으면서 내가 경험한 일을 다른 사람들은 겪지 않았으면 좋겠다는 생각이 들었고, 그래서 질병을 예방하고 건강하게 사는 방법을 최대한 많은 사람에게 전파하고 싶어졌다. 신청자들에게 아무런 조건 없이 건강한 식이 요법과 운동법을 가르쳐주는 '100일간의 약속'도 그런 이유로 시작한 프로젝트인데 38기까지 진행했고 총 인원은 3,000명에 달한다(2023년 10월 현재).

오랫동안 보디빌더로, 헬스 트레이너로 활동해 오다가 간헐적 단식을 한 지는 10년, 저탄고지 식단을 한 지는 7년이 되었다. 이렇게 간헐적 단식과 저탄고지 다이어트로 식생활과 식단을 바꾼 뒤로는 맨몸 운동만으로도 선수 시절 못지않은 근육량과 체지방률을 유지할 수 있게 되었다. 직접 실천했을 뿐만 아니라 간헐적 단식과 저탄고지 다이어트 관련 책을 꾸준히 읽고 전문가들의 세미나를 수강하며 이론적인 공부도 열심히 해왔다고 자부한다.

그런 나날들이 쌓이다 보니 대중이 보다 쉽게 이해할 수 있도록 나의 경험과 노하우를 전할 수 없을까 고민하게 되었고, 그 결과가 '건강 다이어트 5대 수칙'이다. 예전부터 내가 강조해 온 일상생활의 수칙들인데 하나로 묶어놓으니 건강에도, 또 다이어트에도 유익한 실천 지침이 되었다. 간헐적 단식에 대해서도 10년 동안 해오다 보니 누구 못지않게 여러 노하우가 생겼다.

나는 의사도 생리학 분야 권위자도 아니지만 평생 다이어트와 운동을 해온 풍부한 경험을 토대로 누구나 부담 없이 실천할 수 있고, 또 쉽게 포기하지 않도록 붙잡아 줄 수 있는 현실적인 조언을 만들 수 있었다고 생각한다. '건강 다이어트 5대 수칙'은 다이어트의 원리부터 생활 습관, 마음 챙김에 이르기까지 보통 사람의 눈높이에 맞춘 매우 현실적인 실천법이다. 특히 젊은 사람들뿐만 아니라 50~60대도 부담 없이 해낼 수 있는 실천법이라고 자부한다.

나는 지난 10년간 해왔던 것처럼 앞으로도 계속 이 식단과 생활 수칙을 지켜갈 생각인데 우스갯소리처럼 "90세에 전 세계에서 가장 유명한 실버 모델이 되겠다"고 공공연히 이야기하고 다닌다. 그러기 위한 확실한 전략도 다 생각해 두었는데 바로 90세에 턱걸이 100개를 해내는 것이다.

요즘도 매일 턱걸이 100~200개를 하고 있는데 지금의 식단과 생활 습관을 유지한다면 90세에도 턱걸이 100개를 거뜬히 해낼 자신이 있다. 나이가 들어서도 여전히 차곡차곡 건강을 쌓아가고 있기 때문이다. 또 매주 점프 스쿼트를 400개씩 하고 있는데 100세가 되면 백두산 천지까지 걸어 올라가서 점프 스쿼트 400개를 해보려고 한다. 그 시도를 나의 마지막 유튜브 방송 콘텐츠로 만들 예정이다.

그 목표를 달성하기 위해서 매일매일 내 몸 상태를 체크하고 있으며, 그때까지 건강을 유지하려면 어떻게 먹고 어떻게 움직여야 할지 계속 고민하고 있다. 세상 즐겁고 흥분되는 고민이다.

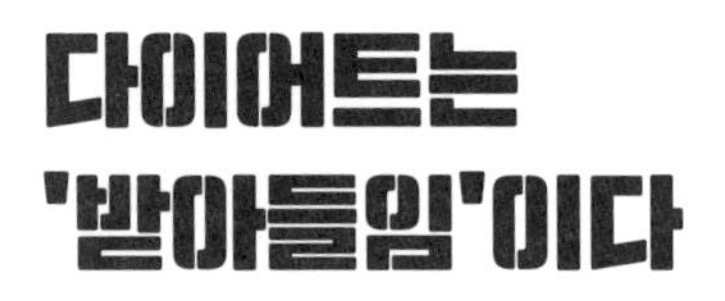

다이어트는 '받아들임'이다

사람마다 건강 상태와 생활 환경 등 조건이 다르기 때문에 다이어트는 있는 그대로의 나를 받아들이는 데서 시작해야 한다. "젊을 때는 한 달만 바짝 운동하면 5~10kg은 쉽게 뺐었는데…" 이런 말은 아무 의미가 없다. 젊은 시절로 돌아갈 방법이 있다면 뭘 먹든, 생활을 어떻게 하든 무슨 상관일까?

아내 생일인 걸 깜빡한 채 친구들을 만나 저녁을 먹고 맥주까지 한잔하고 느지막이 들어왔다고 생각해 보자. "어제 저녁에만 생각났어도 미리 선물을 준비했을 텐데"라고 하나 마나 한 변명을 늘어놓으면 처벌의 수위만 높아진다. 그럴 땐 실수를 인정하고 합리적인 수습책을 제시하는 것이 선처를 구할 수 있는 유일한 방법이다. 다이어트도 마찬가지다. 나의 현재 모습을 인정하고 받아들일 때 가장 좋은 해결책이 나온다. 나이, 건강 상태, 생활 환경과 조건 등을 고려해서 그에 맞는 식단과 운동을 병행할 때 건강하게 감량할 수 있음은 당연한 이치다.

사람은 나이가 들수록 식탐을 조절하기 어려워진다. 배고픔을 느끼게 만드는 그렐린 호르몬은 많이 분비되고, 포만감을 느껴 몸을 움직일 생각이 들게 만드는 렙틴 호르몬은 분비량이 줄기 때문이다. 젊을 때처럼 스스로 먹는 양을 조절할 수 있다고 과신하면 식사량 조절에 실패할 확률이 높으니, 나이가 들수록 식사에 앞서 미리 적정량을 정해 놓고 먹어야 한다. 더불어 나이가 들면 대사율도 떨어지기 때문에 대사에 도움을 주는 음식으로 식단을 구성하는 것도 중요하다. 그런데 스스로 나이 들었음을 인정하지 않는다면 식생활을 바꿔야 한다는 고민조차 하지 않게 된다.

나이 든다는 것이 꼭 아쉽고 안타까운 일만은 아니다. 단풍잎은 붉게 물들어야 멋있고, 김치는 오래 익어야 맛있다. 김치가 맛있게 익으려면 적당한 온도와 습도가 유지돼야 하는데 냉동실에 넣어두면 잘 익은 김치를 먹을 수 없고, 온도·습도가 유지되지 않으면 어느 순간 부패하고 만다. 사람은 나이가 들수록 몸은 조금씩 노화하지만 생각이 깊어지고 마음도 잘 다스릴 줄 알게 된다. 그러니 나이가 들면 좋아지는 점도 있다고 쿨하게 받아들이면 좋겠다.

이제부터는 나이가 들어가는 걸 딱히 아쉬워하지 말고, 다이어트도 젊은 시절의 몸을 목표로 하거나 단기간에 많은 감량을 하려고 무리하지 말자. 대신 최대한 천천히 늙어가는 것은 노력만 하면 얼마든지 가능하니 좋은 식단과 적절한 운동을 생활화하는 것을 목표로 잡아보자.

우리는 누구나 노후의 행복하고 안정된 삶을 위해 재테크를 한다. '나이 들면 젊을 때처럼 일하지 못하니까 돈이 이 정도는 있어야 되겠다' 하는 목표를 가지고 재테크를 시작한다. 그런데 금전적으로는 노후가 될 때까지 재테크를 해나가면서 왜 신체적으로는 재테크를 하지 않는지 묻고 싶다. 단지 지금 살을 좀 더 빼고 말고의 문제가 아니라 나이가 들어서도 건강하고 활기차게 살기 위해서 차근차근 근테크, 잠테크를 해야 한다.

부유층 사이에서 근테크에 관심이 높아진다는 기사를 간혹 접하곤 하는데 꼭 유명 운동 코치와 PT를 하고, 첨단 시설을 갖춘 피트니스 센터에 가야만 근테크를 할 수 있는 것은 아니다. 이 책을 읽고 식단 한 가지, 운동 한 가지라도 당장 시작하면 그것이 가장 강력한 근테크 전략이다. 그리고 이 전략은 어떤 뛰어난 근테크 코치라도 대신해 줄 수 없는 것이다.

나는 간헐적 단식을 시작한 10년 전부터 라이프스타일의 중심을 오로지 건강에만 맞추고 있다. 그렇게 식단도 운동도 나에게 가장 이득이 되는 방법을 찾아 실천하면서 희망도 생겼다. 나이 들어서도 굉장히 건강하게 살 수 있겠다는 희망이 그것이다. 미래의 건강과 관련해서는 내 인생에서 가장 열심히 운동하던 보디빌딩 선수 시절보다 더 희망적이고 자신감도 더 높다.

나와 관련한 유튜브 동영상에 달린 댓글을 읽다 보면 "아놀드 홍 몸 다 망가졌다"느니 "한때 보디빌더로 날리던 사람이 팔굽혀펴기, 턱걸이만 하면서 건강 전도사라고 하는 거냐"는 얘기들이 있는데, 그런 사람들의 걱정과 달리 나는 지금 모든 면에서 젊은 시절보다 더 건강하고 앞으로도 건강할 예정이다. 지금의 라이프스타일을 10년 뒤에도 계속해 나가는 일이 얼마든지 가능하다는 확신이 있기 때문이다. 나이 들어서도 건강 상태를 유지하기 위해 보디빌딩 선수 시절처럼 혹독한 다이어트와 운동을 계속해야 한다면 아마 벌써 포기했을 테지만, 간단키토가 중심이 된 지금의 내 생활은 어떠한 부담감도 없고 매일매일이 즐겁다.

그러니 '내 나이에 예전만큼 근육을 키우는 일도 살을 빼는 일도 힘들겠지?' 하는 부정적인 생각은 이제 버리자. 나이가 들어가는 것은 맞지만 내게 맞는 건강한 라이프스타일을 찾는다면 누구 못지않게 건강하게 사는 것이 가능해진다. 그러기 위해서는 우선 나이 들었음을 인정하자. 이를 인정하는 그 순간부터 신기하게도 부담은 적어지고 내 몸에 맞는 여러 방법을 찾게 된다. 그러니 받아들이자. 결국 다이어트는 '받아들임'이다.

자, 지금부터 아놀드 홍이 지난 10년간 젊은 시절 못지않은 건강과 체력을 유지할 수 있게 해주었던, 그리고 앞으로도 계속해 나갈 건강 다이어트 비법을 소개하겠다.

간단키토로 천사 되기

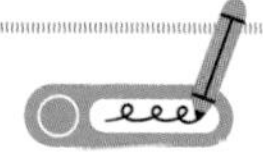

나는 2015년부터 장기 기증 홍보대사를 하고 있는데 사람이 할 수 있는 최고의 나눔이 바로 장기 기증이라고 생각한다. 장기 기증 홍보대사를 하면서 매년 12월 둘째 주에는 상의를 탈의한 채 산타클로스 복장을 하고 캠페인을 하고 있다. 내가 직접 기획한 이 캠페인 명칭은 '세이브 나인(Save Nine)'이다. 뇌사 상태에서 다른 사람에게 기증할 수 있는 장기가 아홉 개여서, 최대 아홉 명을 살릴 수 있겠다는 점에 의미를 부여해 이렇게 이름 지었다.

자신의 장기를 다른 이들에게 기증하는 사람들을 천사라고 생각하고 있기에 나 역시 그분들처럼 꼭 장기를 기증하겠다고 마음먹고 있다. 그런데 장기를 기증하려면 우선 내가 건강해야 한다. 건강하지 못하거나 병든 장기를 다른 사람에게 줄 수는 없는 노릇 아닌가? 그러니 천사가 되려고 마음먹었다면 우선 건강하자.

다음에 설명하는 건강 다이어트 5대 수칙을 잘 지켜 건강해진다면 우리 모두 천사가 될 수 있다.

아놀드 홍의 건강 다이어트 5대 수칙

질병 없는 건강한 몸을 만들고, 체지방이 일정 수준을 넘지 않도록 조절하고, 넘치는 스태미나를 유지하는 가장 좋은 방법은 좋은 생활 습관을 갖는 것이다. 건강이 운동 한두 가지 한다고, 혹은 약이나 보조 식품 한두 가지 먹는다고 가능해진다면 좋겠지만 다행히도 그런 방법은 없다. 다행이라고 한 이유는 간편하면서도 효과가 좋다는 방법일수록 몸에 무리를 주거나 건강에 안 좋은 영향을 끼칠 가능성이 크기 때문이다.

건강 다이어트에 결코 왕도는 없지만 쉽게 그리고 효과적으로 할 수 있는 방법은 있다. 나는 주변 사람들에게 '아놀드 홍의 건강 다이어트 5대 수칙'을 꾸준히 얘기해 왔는데 어렵지 않으면서도 효과는 탁월하다. 누구라도 자신의 생활 습관을 아주 조금씩만 바꾸면 되니 말이다. 별것 아닌 것처럼 보이겠지만 오랜 기간 보디빌더로, 또 피트니스 코치로 내 몸을 가꾸고 다른 사람들의 건강 관리도 도우면서 그 효과를 검증한 방법이라는 자부심이 있다.

나는 간단키토를 실천하면서부터 인바디 점수를 꾸준히 공개하고 있는데, 5년 전인 2018년이나 지금이나 큰 차이가 없다.

체중은 88~96kg을 오가는데, 체중에서 골격근량의 비중은 52~54%, 체지방률은 7~9%를 기록 중이다. 인바디 점수는 늘 100점을 넘었다. 그때나 지금이나 단백질 파우더를 먹지 않으며, 운동은 특별한 경우를 제외하고는 팔굽혀펴기나 턱걸이 같은 맨몸 운동을 위주로 하고, 맛없는 닭가슴살과 현미밥은 쳐다도 안 본다. 대신 삼겹살, 족발, 스테이크, 버터를 마음껏 먹는데 어떻게 선수 시절과 다름없는 몸을 꾸준히 유지할 수 있었을까?

그 비결은 오직 하나. 건강 다이어트 5대 수칙을 계속 지켜나가고 있기 때문이다. 당연히 간단키토가 식생활의 기본이 되고 있지만, 여기에 5대 수칙이 더해져서 비로소 최고의 라이프스타일이 만들어졌다고 자부한다. 어렵지 않으면서도 간단키토의 효과는 극대화할 수 있는 영리한 생활 습관이다.

내가 강조하는 다섯 가지 원칙은 정말 쉽다. 누구나 마음만 먹으면 지금이라도 바로 시작할 수 있는 내용이기에 '겨우 이런 걸 건강 다이어트 비법이라고까지 말할 수 있나?' 생각할 수도 있을 것이다.

별거 아닌 방법에 이름만 거창하게 붙였다며 사기꾼 아니냐는 사람들도 있는데 그건 내가 주장하는 건강 비법이 그만큼 쉽다는 방증일 것이다. 그러니 여러분도 오늘부터 당장 실천해 보길 바란다. 단언컨대 가장 쉽고 가장 건강하며 가장 효과적이라 자부한다.

그런데 정말 쉬우면서도 엄청 어려운 조건이 하나 있다. 그건 바로 '비법이 되려면 직접 실행에 옮겨야 한다'는 조건이다.

남에게 들어서 알고만 있는 것 중 그 어떤 것도 비법이 될 수 없다. 숨쉬기보다 쉬우면서 하루에 1kg씩 살이 빠지는 다이어트 비법이 있다 해도 지금 당장 시도하지 않는 사람에게는 영원히 불가능한 미션일 뿐이다. 하지만 실행에 옮기는 그 순간, 기적의 비법이 펼쳐진다. 불가능과 기적은 정말 한 끗 차이다.

자, 이제 기적을 맞이할 마음의 준비가 됐다면 '아놀드 홍의 건강 다이어트 5대 수칙'을 따라 해보자. 다 읽고 숙지한 다음에 실행에 옮기겠다고? 이 기적의 비법을 불가능으로 만들겠다는 건가? 아무 준비 없이도 바로 따라 할 수 있는 방법을 알게 됐다면 지금 당장 시작해야 한다. 그것이 누군가의 방법을 당신만의 비법으로 만드는 비결이다.

건강 다이어트 5대 수칙 ①
충분한 양의 물 마시기

건강하게 살고 살도 빼고 싶다면 오늘 하루 내가 물을 얼마나 마셨는지 수시로 체크해 봐야 한다. 사람의 몸은 참으로 불편하다. 자동차는 휘발유가 부족하면 경고등이 켜지고 엔진 오일이나 냉각수가 부족하면 표시등이 깜빡거려 딱딱 알려주는데 우리 인간의 몸은 그렇지 못하다. 그렇기에 정말 중요한 것들일수록 평소 부족하지는 않은지 더 신경 써서 체크해야 한다.

사람들은 물을 '물로 보는' 경향이 있는데, 인간은 물 없이 살 수 없다. 음식을 먹지 않고도 2~3주까지는 버틸 수 있지만 물을 마시지 않으면 100시간도 버티기 어렵다고 한다. 인체의 성분 중 70%가 수분이며 평상시보다 수분이 1~2%만 부족해도 심한 갈증을 느낀다. 수분이 10% 부족하면 심근경색과 심장마비 가능성이 높고,

20% 이상 부족하면 사망에 이르게 되는데 물을 마시지 않고 사망에 이르기까지는 고작 10일 정도밖에 걸리지 않는다. 그러니 물을 물로 보다가는 정말 큰코다친다.

물을 왜 마시냐 물어보면 대개 "목이 말라서 마신다"라고 대답하는데 그렇게 단순하게만 생각하면 오산이다. 물은 산소 및 영양소를 운반하고, 체온을 유지시켜 주며, 노폐물도 배출시켜 준다. 스트레스 해소와 심리적 안정을 주는 역할도 한다. 그리고 이 같은 물의 모든 작용은 세포의 활성화 및 건강한 대사와 밀접한 연관을 맺고 있다.

물의 기능 가운데 내가 특히 강조하는 것은 '청소' 기능이다. 사람이 살아가면서 대사 과정에 의한 노폐물이 생기는 것은 어쩔 수 없는 일이다. 몸에 쌓인 노폐물은 신체 노화를 가속화하므로 매일매일 이 노폐물을 얼마나 잘 배출하느냐가 건강 및 노화에 미치는 영향은 매우 크다. 이 때 물은 노폐물의 배출을 촉진하는 역할을 한다. 과음했을 때 물을 많이 마시면 술이 빨리 깨는 것이 그 한 예로 물은 가장 뛰어난 청소부다.

몸에 노폐물이 쌓일수록 피로감이 커지고, 병에 걸릴 확률이 높아지며, 살도 많이 찌는데 이 모두가 노화 증상의 일종이다. 따라서 물을 많이 마셔 노폐물을 잘 배출한다면 그만큼 노화를 늦출 수 있고 급격한 체중 증가도 막을 수 있다.

항간에는 물을 많이 마시면 부종이 생긴다고 알려져 있지만 이는 잘못된 정보이며, 부종은 오히려 물을 적게 마실 때 생긴다(부종은 부족한 수분을 우리 몸이 배출하지 않고 꼭 잡고 있는 모양새다). 그러니 오늘 마실 물을 내일로 미루지 말자.

물을 마시는 일은 다이어트와도 밀접한 연관이 있다. 물을 수시로 마셔주면 그만큼 공복감을 억제하는 효과가 있어 과식을 막을 수 있다. 또 우리 몸에 물이 부족하면 배고픔을 느끼기도 한다. 그러니 끼니때가 아닌데 배가 고프다면 혹시 체내에 수분이 부족한 것은 아닌지 먼저 생각해 보자.

나는 체중이 140kg 이상인 약 100명의 사람들에게 다이어트를 지도했는데 물을 잘 마시지 않는다는 것이 그들의 공통점 가운데 하나였다. 그런 이유로 건강 다이어트 5대 수칙 중 첫 번째는 물 마시기이다. 물만 제때 마셔줘도 과식을 조금 예방할 수 있다. 더불어 노폐물을 잘 배출시킨 몸은 그만큼 대사가 원활하기 때문에 다이어트 효과도 좋다.

물을 많이 마시는 게 힘들다는 사람들이 적지 않은데 그건 그만큼 몸이 나이 들었다는 뜻이다. 여기서 나이가 들었다는 건 주민등록상의 나이가 아니라 몸 상태를 말한다. 나이가 들어도 건강한 사람들은 대부분 물을 잘 마시는데, 평소 물을 넉넉히 마시는 습관이 있으면 몸이 깨끗이 청소되어 그만큼 노화를 늦춰주기 때문이다.

그러니 청소 중에서도 가장 깨끗한 청소는 역시 물청소다.

우리가 한 번 샤워하는 데 20~50L의 물을 쓴다고 한다. 피부에는 물을 이렇게 많이 쓰면서 왜 몸에는 물을 주지 않는 걸까? 땅이 마르지 않으려면 땅 표면만 촉촉해서는 안 되고 지표면 아래에 많은 물을 머금고 있어야 한다. 물을 많이 마시는 사람이 촉촉한 피부를 유지하는 것도 같은 이치다.

그렇다면 물을 얼마나 마셔야 할까? 흔히들 하루에 1.5~2L를 마시라고 하는데, 세계보건기구(WHO)에서는 체중에 33ml를 곱한 양의 물을 매일 마실 것을 권장한다. 이 기준을 따르자면 몸무게가 60kg인 사람은 하루 약 2L 정도의 물을 매일 마셔야 한다. 그래서 나는 성인이라면 무조건 하루에 최소 2L 이상의 물을 마시라고 강권하고 있다.

하루 2L 물 마시기의 효과
운동 효과 향상
체중 감소
노폐물 배출
장 운동 촉진
두통 완화
안구 건조증 완화
체온 유지
피부 개선
활력 증진

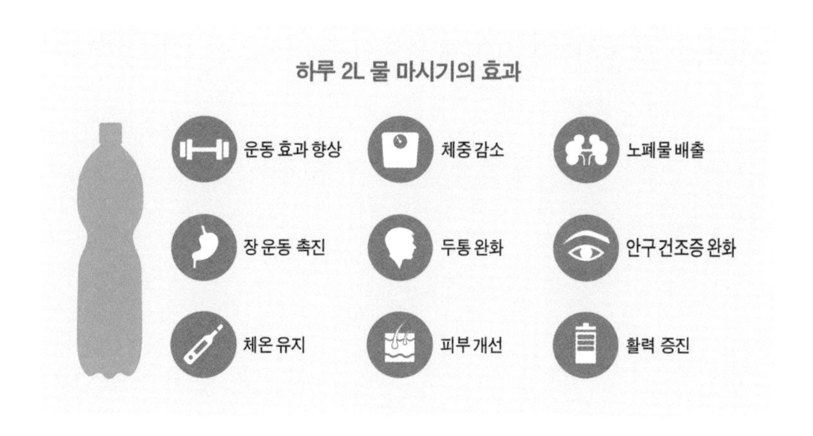

주의할 점은 차나 커피를 마시는 것을 수분 보충으로 생각하면 안 된다는 것이다. 차나 커피에 들어 있는 카페인은 신장을 자극해 흡수한 양보다 많은 수분을 배출하기 때문이다. 따라서 차와 커피는 수분을 소비한다고 생각하고 그만큼 물을 더 마셔 수분을 보충해야 한다.

평소 물을 적게 마신다고 생각되면 지금 당장 물 마시는 습관부터 들여야 한다. 우선 아침에 눈뜨자마자 '일단 물로 청소 한 번 하고 하루를 시작한다'는 생각으로 물 한 잔을 마시는 거다. 그리고 수시로 '오늘 내가 물을 몇 잔 마셨지?' 확인하자.

기왕에 마실 물이라면 잘 마셔보자. 물은 많은 양을 한꺼번에 벌컥벌컥 마시지 말고 일정 간격을 두고 나눠서 마셔야 한다. 평소에 물을 잘 마시지 않았다면 타이머를 이용하는 것도 좋다. 2시간 간격으로 물 마시는 시간을 설정해 놓으면 잊어버릴 염려가 없어 물을 마시는 습관을 기를 수 있다.

하루 물 8~10잔을 잘 챙겨 마시면 이미 건강 다이어트의 5분의 1은 성공한 셈이다.

건강 다이어트 5대 수칙 ②
충분히 자기

잠을 잘 자는 것도 물 마시기 못지않게 중요하다. 성인은 하루에 최소 6시간 이상은 자야 한다. 단순하게 목이 말라서 물을 마신다고만 생각하는 것처럼 잠도 '피곤해서 잔다'고들 쉽게 생각하는데 자는 동안 우리 몸에서는 생각보다 훨씬 많은 일들이 일어난다. 그래서 잠이 중요하다. 하나씩 짚어보자.

잠을 잔다는 건 우리 몸이 회복할 시간을 준다는 의미다. 여기서 회복의 의미는 단순한 휴식과는 다른 의미다. 자는 동안 우리 몸은 손상된 세포를 복구하고 재생시키고 에너지를 충전한다. 이 과정을 통해 감염과 질병에 효과적으로 대응할 수 있는 면역 체계가 강화된다.

우선 잠을 자는 동안 인체는 성장 호르몬을 분비한다. 성장 호르몬은 성장기에만 분비되는 것이 아니다. 나이가 들면서 줄어들기는 하지만 사는 내내 분비된다. 성장 호르몬은 성장 촉진 외에 대사 조절에도 관여하며 세포를 재생시키고 복구하는 역할을 한다. 성장 호르몬은 체지방을 줄이고 근육량을 늘리며 골밀도와 강도를 유지하는 데도 도움을 준다.

나이가 들면서 성장 호르문 분비도 점점 줄어드는데 잠까지 잘 못 잔다면 우리 몸은 회복할 기회를 그만큼 놓치게 되는 것이다. 성장 호르몬의 분비는 수면 중 가장 활발하다. 밤 10시부터 새벽 2시는 성장 호르몬 분비가 가장 활발한 시간이이므로 기왕에 잘 거라면 가성비 좋은 그 시간에 꼭 자자.

충분한 수면은 당연히 뇌도 건강하게 만들어준다. 인간의 뇌는 계속 깨어 있으면 기능이 저하될 수밖에 없다고 한다. 피로를 해소해서 정상 기능을 유지하려면 뇌도 잠을 자야 하는 거다. 뇌가 잠을 자는 동안 뇌세포들 사이에 끼어 있던 노폐물이 제거되는데, 깨어 있을 때보다 잠자고 있을 때 노폐물 제거 효과가 두 배 이상 높다고 한다. 이 노폐물이 많이 쌓이면 알츠하이머병을 유발한다고 하니 숙면이 치매 예방에도 효과적이라고 볼 수 있다.

대사가 잘 돼야 에너지 소비가 원활하고 에너지 소비가 원활해야 활력 넘치는 날씬한 몸이 된다. 활력이 넘치는 몸이 되려면 반드시 휴식과 재충전의 시간이 필요하며 그것이 잠이다. “잠이 보약이다”

라는 말이 괜히 나온 게 아니다.

이제부터 "잠을 못 자는 만큼 살이 찐다"고 생각하자.

24시간 불이 꺼지지 않고 빠쁘게 돌아가는 세상에서 잠 자는 것이 그저 쉬운 일만은 아니다. 스트레스를 유발하는 환경적인 요인과 이로 인한 생활 습관병(성인병)이 늘면서 만성 불면증을 호소하는 사람들은 해마다 늘어간다. 그래서 이제는 잠을 자는 것도 많은 노력이 필요한 일이 되었다.

하지만 사람들에게 "스쿼트 500번 할래? 지금 잠 잘래?" 하고 묻는다면 대부분 잠을 선택하지 않을까? 나는 숙면이 스쿼트 500개보다 훨씬 더 효과적이라고 생각한다. 건강하고 날씬한 몸을 위해서는 잠을 잘 자려는 노력이 꼭 필요하다.

한밤중에 가족들이 모두 잠들고 주변이 조용할 때 느긋하게 유튜브 보는 맛이 꿀맛이라는 사람들이 많다. 하지만 진짜 단맛이건, 정신적 만족에서 오는 꿀맛이건 내 몸에는 독이다. "죽으면 어차피 잘 건데 뭐하러 그렇게 자는 걸 강조하냐?"고 하는 사람들도 있다. 그런데 잠을 안 자면 빨리 죽는다. 잠을 잘 자는 건 그야말로 건강 다이어트의 가성비를 높이는 가장 확실한 방법이다.

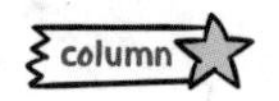

잠이 부족하면 살이 찌는 이유

잠이 부족할 때 우리는 흔히 '피곤하다', '피로가 덜 풀렸다'고 말한다. 이런 상태에서는 당연히 대사가 잘 이루어지지 않으니 에너지를 반짝 끌어올릴 단것의 유혹이 찾아오곤 한다.

실제로 1일 4시간 잠을 잔 사람은 10시간 이상 잔 사람보다 식욕을 억제하는 렙틴 호르몬의 혈중 농도가 18% 낮아지는 반면, 식욕을 증진하는 그렐린 호르몬의 혈중 농도는 28%나 높아졌다는 연구 결과가 발표된 바 있다. 잠을 적게 잘수록 식욕이 크게 늘어난다는 얘기다.

잠이 부족한 사람에게서는 스트레스 호르몬인 코르티솔이 많이 분비되는데, 이 코르티솔 호르몬은 그렐린 호르몬 분비를 촉진시키는 원인 중 하나다. 잠을 충분히 못 자서 스트레스를 받으면 먹는 것으로 스트레스를 해소하려는 욕구가 커지는 것은 개인의 의지 문제가 아니라 의학적인 현상인 것이다. 그러니 잠을 못 잤더라도 의지로 식탐을 이겨내면 되지 않느냐고 할 것이 아니라, 애초에 잠이 부족한 상황을 만들지 말고 잠자는 시간 동안엔 숙면을 취할 수 있도록 노력해야 한다.

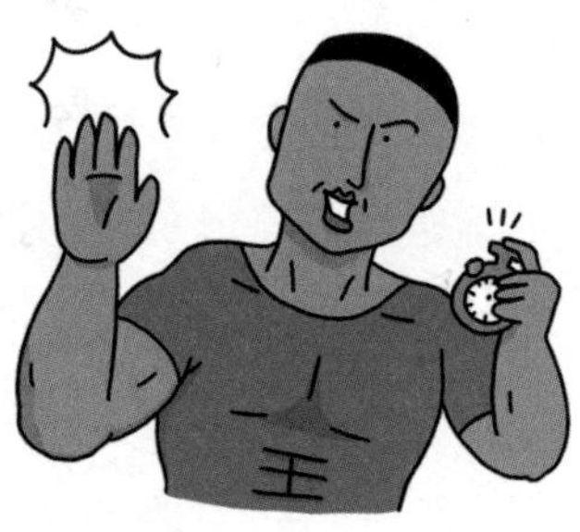

건강을 유지하고
살을 빼고 싶다면
8시간의 수면을
확보하세요!

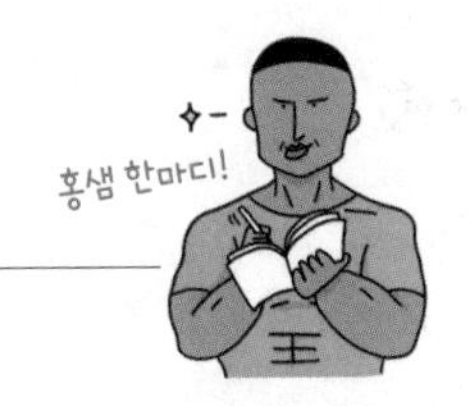

이렇게 의학적인 원리나 연구 결과를 따지지 않더라도 잠이 부족하면 다이어트에 안 좋은 영향을 미친다는 사실은 일상생활에서 쉽게 확인할 수 있다. 늦게까지 깨어 있으면 그만큼 에너지가 소비되니 출출할 수밖에 없고 결국 먹게 된다. 배고파서 잠이 안 온다는 핑계로 군것질을 하는 경우도 많다.

수면 부족과 식욕 호르몬의 관계

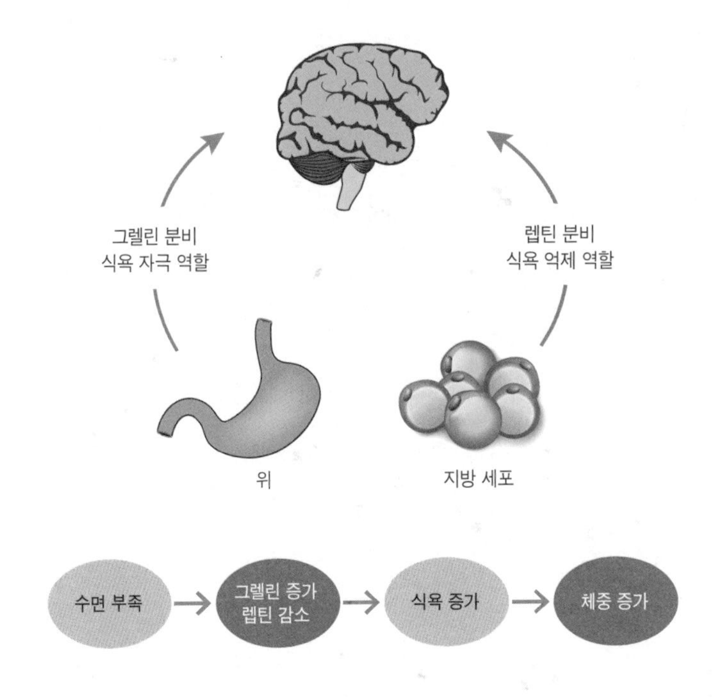

건강 다이어트 5대 수칙 ③
나쁜 음식 먹지 않기

"내가 먹는 음식이 곧 내 몸이다"는 말을 들어본 적이 있을 것이다. "내가 먹는 음식이 나를 만든다"는 좀 더 구체적인 표현도 있다. 또 "음식이 최고의 보양식이다", "음식이 최고의 치료제다"는 말도 있다. 이 밖에도 "내가 먹는 음식이 바로 나 자신"이라거나 "음식이 최고의 의사다", "음식은 맛으로 먹어서는 안 된다"는 등의 표현도 있다. 또 있다. '세계 10대 슈퍼 푸드', 'OO 대학이 꼽은 슈퍼 푸드 top 7', '여성이 먹어야 할 슈퍼 푸드', '암을 예방하는 슈퍼 푸드' 등은 인터넷에서 가장 많은 클릭을 유도하는 제목들이다.

음식과 건강을 결부시켜 사람을 솔깃하게 만드는 표현들이 이렇게나 많은 이유는 무엇일까? 그건 정말로 음식이 건강 그 자체이기 때문이다. 무엇을 먹느냐에 따라 한 사람의 건강이 180도 달라지기도 하고, 인스턴트식품이나 가공식품 등을 많이 먹는 식습관을 가졌다면 아무리 좋은 영양제를 먹고 열심히 운동해도 별 효과가 없거나 오히려 역효과가 날 수도 있다. 이처럼 음식은 영양제이고, 치료제이며, 나 자신이다.

아놀드 홍의 건강 다이어트 5대 수칙 중 잠을 잘 자고, 물을 자주 마시는 생활을 실천하더라도 나쁜 음식을 먹는다면 건강이 좋아질 수 있을까? 당연히 별 소용이 없다. 5대 수칙에 '나쁜 음식 먹지 않기'가 들어가는 이유다. '나쁜 음식'이란 뭘까? 아마 다들 알고 있을 것이다. 인스턴트식품, 패스트푸드, 단맛이 강한 음식들이 그것이다. 인위적인, 인공적인 음식이라고도 표현할 수 있는데 건강해지고 싶다면 이런 음식들과 당장 헤어질 결심을 해야 한다. 우리 몸에 노폐물이 쌓이게 하고, 염증을 일으키고, 대사를 망가뜨리며, 면역력을 떨어뜨리는 주범이기 때문이다.

그런데 몸에 나쁜 음식이라는 걸 뻔히 알지만, 애를 써도 유혹을 떨쳐낼 수 없고 수시로 그런 음식들에 손이 간다면 '내 대사가 엉망인 것은 아닐까?' 의심해 봐야 한다. 예를 들어 단것이 막 먹고 싶다면 지금 이 순간 에너지가 달려서 그럴 가능성이 적지 않다. 내 의지가 약해서 그런 거라고 자책하면서 그냥 넘어가지 말고, 이전 식사 때 무엇을 먹었는지 생각해 보자.

탄수화물 위주의 식사를 하지 않았던가? 바빠서 시간이 없다는 핑계로 또는 챙겨 먹기 귀찮다고 간편하게 먹을 수 있는 빵, 떡, 햄버거 등을 먹지 않았던가? 이런 탄수화물 위주의 음식은 에너지가 오래 지속되지 않기 때문에 금방 에너지가 달리는 상태가 되어 자주 먹게 된다. 이런 악순환이 탄수화물 중독과 나쁜 식습관을 만드는 것이다.

중독성이 강한 대표적 식품 중 하나가 바로 음료수다. 칼로리를 간편하고 빠르게 섭취할 수 있고, 혈당도 빨리 끌어올려 주니 중독되지 않고 버틸 재간이 없다. 음식을 좋아하는 게 무슨 중독이냐고? 알코올 중독이나 마약 중독과는 다르지 않냐고? 만약 그 음식들을 지금 당장 끊어야 하고 절대 먹을 수 없다고 가정했을 때 과연 참을 수 있을지 한번 생각해 보자. 그깟 음료수라고 생각할지 모르지만, 지금 당장 음료수를 끊어버리기가 어려운 사람이 적지 않을 것이다. 그만큼 중독성이 만만치 않다는 얘기다.

혹자는 살다 보면 몸에 안 좋은 음식들도 먹게 되니까 나쁜 걸 상쇄시키고 보충도 해주려고 슈퍼 푸드니 보양식이니 하는 음식도 먹는 것 아니냐고 말할지 모르지만 큰 착각이다.

좋은 음식을 챙겨 먹는 것보다 몸에 좋지 않은 음식부터 끊는 것이 더 중요하다. 저탄고지 식생활에서 '저탄'이 '고지'보다 더 중요한 것과 같은 이치다.

처음에는 식단을 철저히 지키려 애쓰기보다 가장 나쁜 것부터 과감히 줄이는 것을 식단의 우선순위로 잡아보자. 적어도 당분이 많이 든 사탕, 과자, 음료수 같은 간식은 절대 먹지 않겠다는 결심부터 시작하는 것이다.

참을 수 없을 만큼 단것을 먹고 싶다면 가공되지 않은 것을 선택하는 것이 좋다. 예를 들어 초콜릿이나 사탕 대신 꿀을 먹는 것이다. 사탕은 몇 개라도 먹을 수 있지만 꿀은 두세 숟가락 이상 먹기 힘들다. 주스는 착즙 주스나 탄산이 포함된 것보다 생과일 주스가 낫다. (앞서 설명한 것처럼 과일의 선택도 중요하다.) 이렇게 비교해 가면서 나쁜 음식 섭취를 하나씩 줄이다 보면 어느 날 단것이나 빵, 라면 등을 먹었을 때 내 몸이 거부하는 경험을 하게 될 것이다.

저탄고지 식단을 10년 이상 유지하는 사람들에게 어떻게 탄수화물을 안 먹고 버티냐 물어보면 공통적으로 하는 답이 있다. "몸에서 안 받아요. 어쩌다 먹으면 속이 불편하더라고요. 두드러기가 나거나 설사를 할 때도 있고요. 그러니 굳이 먹고 싶은 생각이 안 들어요."

이 단계까지의 여정은 당연히 쉽지 않다. 하지만 내 몸의 소리에 귀 기울이다 보면 서서히 변화를 느끼게 될 것이다. 조급한 마음을 버리고 천천히 바꿔보자.

효과적으로 나쁜 음식 끊기

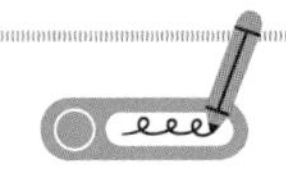

나쁜 음식 먹지 않기를 성공적으로 실천하려면 가장 먼저 해야 할 일이 있다. 바로 '나쁜 음식 버리기'다. 다이어트를 결심한 사람들이 공통적으로 하는 행동이 식단을 관리해 보겠다고 냉동실에 닭가슴살부터 채우는 것인데, 주객이 전도된 행동이다.

닭가슴살을 채워 넣기 이전에 냉장고에 고이 간직해 둔 케이크, 과자, 아이스크림, 탄산음료 같은 것부터 먼저 버려야 한다. 건강에 악영향을 주는 음식들을 그대로 둔 채 건강에 좋다는 음식들을 사들이는 행동만큼 큰 모순도 없다.

살도 빼고 건강도 좋아지고 싶다면 지금까지 내 혀를 현혹하던 음식들부터 버리자. 냉정하고 무자비하게 말이다!

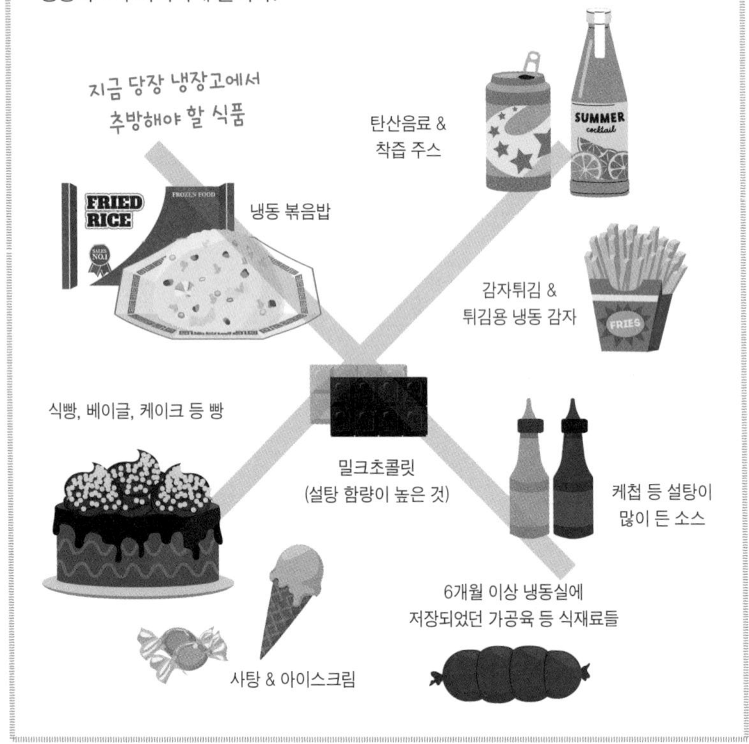

건강 다이어트 5대 수칙 ④ 수시로 움직이기

아놀드 홍의 건강 다이어트 5대 수칙 중 네 번째는 '운동'이다. 잠 잘 자고, 물 잘 마시고, 나쁜 음식 먹지 말라고 하다가 운동 이야기가 나오면 많은 사람들이 "결국 운동 안 하면 안 되는 거네요. 해야 하는 줄은 알지만 쉽지 않으니까 그게 문제죠"라고 불평을 한다.

만약 다이어트의 목적이 체중 감량만이라면 나는 오히려 운동을 강조하지 않는다. "살을 빼는 것은 식단이 80%"라는 말이 있을 정도로 식단을 바꾸는 것이 더 중요하기 때문이다.

또 앞서 설명한 대로 운동을 많이 하기보다 잠을 많이 자는 것이 체중 감량에는 더 효과적일 것이다. 하지만 체중 감량을 넘어 건강을 회복하고 계속 유지하고 싶다면 운동은 꼭 해야 한다.

문제는 운동이라고 하면 다들 부담부터 갖는다는 점인데 내가 말하는 것은 엄청난 운동이 아니다. 그냥 '움직이기' 정도로 가볍게 생각해 보자.

비만인 사람은 아무래도 근력이 떨어져 있기 마련이다. 그러니 움직임 자체가 다른 이들보다 적을 수 있다. 일하는 시간 외에는 소파와 한 몸이 되기 일쑤고 조금만 걸어도 힘들다. 사정이 이렇다 보니 불평불만의 소리가 내귀에 들리는 듯하다. 걷기도 힘든데 운동이 웬말이냐, 운동 안 해도 된다고 해서 저탄고지 하는 건데… 등등.

체중 감량과 체력 증진을 위한 일순위는 식단이므로 저탄고지 식단으로 에너지를 채우면 체력도 서서히 좋아진다. 그 기간까지는 운동을 한다기보다는 조금 더 움직인다는 정도로만 생각하자. 하루에 한 번 청소기를 돌렸다면 두 번으로, 설거지를 몰아서 했다면 그때그때 바로바로, 제일 가까운 편의점보다는 그다음 가까운 편의점으로. 이런 작은 노력도 운동이 된다. 그리고 습관이 된다.

육체적으로나 정신적으로 모두 건강해질 수 있는 가장 좋은 생활습관이 운동이고, 운동을 하면 체중 감량 말고도 정말 많은 이점들이 있으니 운동할 수 있는 몸을 조금씩 만들어 가자는 거다.

식단을 잘 실천해서 체력이 조금씩 좋아지는 게 느껴진다면 가벼운 걷기, 산책, 조금 더 빨리 걷기, 자전거 타기 등으로 조금씩 몸을 더 쓰는 움직임을 선택하면 된다. 그러다 '힘들지 않은데!', '조금 더

할 수 있겠는데!' 하는 느낌이 올 때 유산소 운동이나 근력 운동을 내 수준에 맞게 시작하면 된다.

움직이기를 하든 운동을 하든 지켜야 할 가장 중요한 두 가지가 있다. '습관 들이기'와 '시간을 정해 놓지 말고 틈틈이(그때그때) 하기'이다.

운동은 습관이다. 습관으로 정착되지 않은 운동은 언제든 귀찮아지고 점점 멀리하게 된다. 그러니 습관처럼 몸에 배도록 만들어야 한다. '3개월 동안 15kg 감량' 하는 식으로 목표를 정해 놓고 고강도 운동을 하는 것보다 매일 조금씩 습관화하는 것이 가장 현명하고 가장 강력한 운동법이다.

또 한 가지 중요한 점은 운동을 시간 내서 하지 말고 시간 날 때 아무 때나 해야 한다는 것이다. 하루에 30분만 운동하라고 하면 "바빠서 30분 시간 내기도 쉽지 않아요" 하는 사람이 의외로 많다. 30분을 온전히 내기 쉽지 않다면 자투리 시간에 10분씩 세 번으로 나눠서 운동해도 된다. 효과는 조금 떨어질지 모르지만 하지 않는 것보다 백 배 낫다.

그마저도 시간이 나지 않는다면 평소 바른 자세를 유지하도록 노력하자. 그것도 운동이다. 앞서 운동은 움직임이라고 했다. 계단이 있다면 무심히 걸어 올라가고, 지하철 한두 정거장 거리는 당연한 듯 걸어서 이동하자. 가장 기본으로 할 수 있는 가장 좋은 운동이 하루 1만 보 걷기다. 퇴근 후 피트니스 센터에 가서 20~30분 고강도 운동을 한 것과 맞먹는 효과를 충분히 뽑을 수 있다.

아놀드 홍의 레벨 1·2·3 운동법을 활용하라!

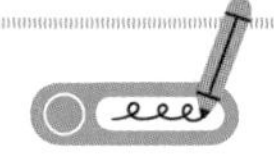

만약 일상생활 중에 습관적으로 움직이는 것에서 한발 더 나아가 조금 체계적으로 움직이고 싶다면 아놀드 홍의 레벨 1·2·3 운동법 가운데 레벨1을 추천한다. 상체, 복부, 하체 운동 한 가지씩으로 구성된 한 세트를 하는 데 3분 정도면 된다. 30분 동안 10세트를 연속해서 하는 것이 가장 좋지만 시간이 없다면 짬 나는 대로 1세트씩 해도 괜찮다. 자세한 운동 방법은 202쪽을 참고하면 된다.

5분 스쿼트

1. 다리를 골반 너비로 벌리고 선 다음 발끝을 밖으로 살짝 연다. 양손은 앞으로 곧게 편다. (앞으로 팔짱을 껴도 된다.)
2. 발 뒤꿈치에 체중을 실으며 엉덩이를 최대한 뒤로 빼면서 앉는다. 앉으면서 숨을 들이쉰다. 이때 무릎은 직각이 되어야 한다.
3. 그대로 일어나면서 숨을 내쉰다. (이때 무게 중심이 몸 앞쪽으로 쏠리지 않게 주의한다.)

하루 3~5분이라도
우선 시작하자!
어디서든 짬짬이
할 수 있는 스쿼트 강추!

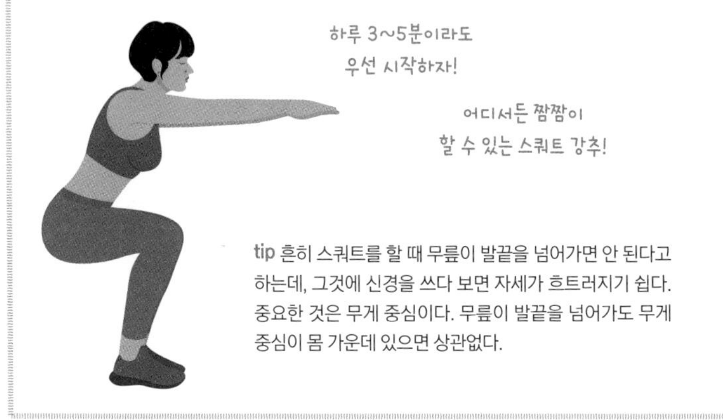

tip 흔히 스쿼트를 할 때 무릎이 발끝을 넘어가면 안 된다고 하는데, 그것에 신경을 쓰다 보면 자세가 흐트러지기 쉽다. 중요한 것은 무게 중심이다. 무릎이 발끝을 넘어가도 무게 중심이 몸 가운데 있으면 상관없다.

건강 다이어트 5대 수칙 ⑤
비타민 C 먹기

아놀드 홍의 건강 다이어트 5대 수칙 중 마지막은 비타민 C 먹기이다. 어찌 보면 앞의 네 가지 수칙과 달리 부수적인 요소일 수 있는데, 비타민 C는 음식으로도 섭취할 수 있어서 나쁜 음식을 끊고 좋은 음식을 챙겨 먹으면 상당 부분 채울 수 있기는 하다.

그럼에도 불구하고 비타민 C 먹기를 강조하는 것은 비타민 C가 그만큼 중요하기 때문이며, 음식으로 충분한 양의 비타민 C를 섭취하기가 쉽지 않기 때문이기도 하다. 또한 비타민 C는 수용성이기 때문에 섭취 후 5~6시간이면 몸 밖으로 배출된다. 그래서 매일 꾸준한 양을 섭취하는 것이 좋다. 그렇다면 비타민 C는 왜 필요할까?

비타민 C는 잘 알려진 것처럼 강력한 항산화 물질이다. 몸속 활성 산소를 없애주기 때문에 피로를 해소하고 병을 물리치며 노화를 막는 데 있어 반드시 필요한 영양소다. 따라서 건강하게 오래 살고 싶다면 반드시 비타민 C를 먹어야 한다. 앞서 물이 우리 몸을 청소한다고 강조했는데 물청소를 할 때 적정량의 세제를 쓰면 효과가 더 커지는 것처럼 몸 청소도 마찬가지다. 비타민 C를 내 몸을 청소할 때 효과를 높여주는 세제라고 생각하고 꼭 챙겨 먹자.

비타민 C는 항산화 작용 이외에도 중요한 역할을 하는데 그중 대표적인 것으로 '스트레스 해소'를 꼽을 수 있다. 스트레스를 받으면 우리 몸은 스트레스 상황에서 벗어나기 위한 프로세스를 가동한다. 먼저 빠르게 대사를 촉진하기 위해 부신에서 코르티솔 호르몬을 분비하는데(그래서 코르티솔 분비가 많다면 그만큼 스트레스가 높다는 뜻이기도 하다.) 코르티솔 호르몬 합성 과정에서 비타민 C가 필요하다. 따라서 비타민 C의 적절한 섭취는 코르티솔 호르몬의 생성을 돕는 중요한 요건이 된다. 만약 비타민 C가 부족해 코르티솔 호르몬이 잘 분비되지 않으면 우리 몸은 스트레스에서 벗어나고자 단시간에 혈당을 끌어올리는 음식을 찾게 된다.

이 밖에도 비타민 C는 피부와 모발 성장에 도움을 주고, 콜레스테롤의 산화를 방지하는 효과도 있다. 영양소 흡수를 돕고, 감기 증상을 호전시키는 역할도 한다. 비염, 잇몸 출혈 등의 증상을 완화하고 예방하는 데도 효과가 있는 것으로 알려져 있다.

비타민 C는 인체 내에서 합성되지 않기 때문에 반드시 음식이나 보충제를 통해 섭취해야 한다. 시중에는 비타민 C 보충제들이 많이 판매되고 있으니 최대한 좋은 원료를 사용하고 당분 함량은 적은 제품을 골라서 섭취하면 좋을 것이다.

나는 회원들이나 주위 사람들에게 비타민 C를 하루 2,000mg씩 먹을 것을 권한다. 비싼 화장품을 아무리 열심히 바르더라도 몸속에서 독소가 올라오면 피부 트러블을 잡을 수 없다. 겉에 보이는 것을 감추기에 급급하지 말고 속부터 깨끗이 해야 한다. 그러기 위해서는 비타민 C를 꼭 챙겨 먹어야 한다.

비타민 C 메가 요법

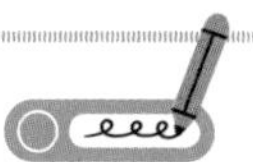

비타민 C 메가 요법이라는 말을 한 번쯤 들어봤을 것이다. 성인 기준으로 비타민 C 하루 섭취 권고량은 100mg이다. 비타민 C 메가 요법은 권장량의 100~200배를 주사나 영양제로 보충하는 것을 말하는데 고용량의 비타민 C를 섭취하기 위해서 지켜야 할 몇 가지 수칙이 있다.

1. 비타민 C는 약산성이기 때문에 위가 예민하거나 소화 불량 증세가 있는 사람은 반드시 식후에 먹는 것이 좋다.
2. 비타민 C가 체내에 남아 있는 시간은 5~6시간 정도이므로 이 시간을 주기로 나눠 섭취해야 효과적이다.

비타민 C는 5~6시간을
주기로 나눠서 섭취!

건강 다이어트 5대 수칙으로 평생 관리하기

나는 만나는 모든 사람에게 건강 다이어트 5대 수칙을 강조한다. 워낙 많이, 거듭 또 거듭 강조하다 보니 가끔은 약장수 취급을 받기도 하지만 정말 중요한 문제이기에 약장수처럼 보이더라도 홍보를 그만둘 생각이 없다. 그래서 건강 관리를 받는 회원들이 5대 수칙을 잘 지켰는지 매일 점검해 주고 있다. 회원들에게 그날 하루 5대 수칙을 잘 지켰는지 간략히 정리한 문자 메시지를 보내도록 한 뒤 내가 메시지를 읽어보고 ○, △, ×로 점수를 매겨준다.

건강 다이어트 5대 수칙을 잘 실천하게끔 하는 절대 원칙 세 가지가 있다.

첫째는 '실수 줄이기'이다. 어떤 것이 나쁘고, 어떤 것을 지켜야 하는지 이미 답은 나와 있다. 그렇다면 실수를 최소화하는 것이 중요하다. 그렇게 해야 건강 다이어트 5대 수칙이 건강을 위한 루틴, 습관, 생활이 된다. 건강 다이어트 5대 수칙을 실천하면서 '실수 줄이기'만 잘해도 두 달이면 10~20kg의 체중을 줄일 수 있다. 그것도 건강은 더 좋아지면서 말이다.

회원 중에 두 달 만에 61kg에서 48kg으로 감량한 사람이 있다. 이 회원에게도 매일 건강 다이어트 5대 수칙 실천 피드백을 받았는데 60일이라는 기간 동안 실수를 딱 두 번 했다. 초콜릿이 들어 있는 과자 한 개를 먹은 날이 있었고, 어떤 날은 아이스크림 한 숟가락을 먹었다고 피드백이 왔다. 이분이 다른 회원들보다 운동을 월등히 더 많이 하거나, 잠을 훨씬 많이 잔 것도 아니었다. 자신의 몸을 생각해서 실수를 줄이려고 노력했기에 건강은 더 좋아지고 살은 13kg이나 빠진 것이다.

이런 사례는 무수히 많다. 그러니 남들보다 더 잘하려고, 더 멋있게 하려고 들지 말고 실수를 줄이는 일을 가장 중요하게 생각해야 한다. 아무리 남들보다 잘하고, 많이 한다 해도 실수가 잦으면 습관으로 굳어질 수 없고 어느 순간 흐지부지되기도 쉬워진다. 그리고 그런 사람일수록 핑곗거리도 많다. 요즘 너무 바빠서, 머리가 복잡한 문제가 있어서, 연말이라 모임이 많아서…. 하지만 핑계 뒤에 숨지 않고 실수를 줄여나가 차곡차곡 습관으로 굳어진 생활 방식은 어떤 이유로도 쉽게 무너지지 않는다.

건강 다이어트 5대 수칙을 잘 실천하기 위한 절대 원칙 두 번째는 '나쁜 습관 버리기'이다. 냉장고 속 나쁜 음식을 미련 없이 버리고, 밤늦게 먹던 습관도 버려야 한다. 몸에 안 좋은 줄 알면서도 스트레스를 푼다는 명목으로 달고 매운 음식들을 먹는 습관도 버려야 한다. 밤늦게까지 TV나 유튜브를 보던 습관도 버려야 하며, 걸을 수 있는 짧은 거리인데도 차를 타고 이동하던 습관 역시 과감히 버려야 한다. 집에만 들어오면 꼼짝도 안하고 소파에 누워 있는 습관은 버리지 못한 냉장고 속 아이스크림과 다를 바 없다. 건강하고 싶고 살을 빼고 싶다면 나의 건강을 망치게 하는 나쁜 습관들과는 지금 당장 절교해야 한다.

세 번째 절대 원칙은 '할 수 있는 것부터 확실히 하기'이다. 오랫동안 길들여진 생활 습관 때문에 건강 다이어트 5대 수칙을 한꺼번에 바꾸기 쉽지 않은 사람도 있을 것이다. 만약 그렇다면 본인이 실천하기 가장 쉬운 한 가지부터 먼저 해보자. 5대 수칙 각각을 20%씩 실천해서 점점 끌어올리는 것보다 한 가지 수칙을 100% 실천하는 것이 훨씬 쉽고 효과도 크다. 게다가 한 가지 원칙을 완벽히 잘 지켜냈을 때 얻는 성취감은 다음 도전 과제(수칙)를 잘할 수 있는 원동력도 된다.

건강 다이어트 5대 수칙 중 '운동'을 먼저 시작한다고 가정해 보자. 3~4km 거리는 무조건 걷고, 계단도 보이면 걸어 올라가고, 뒤에서 설명하는 레벨 1·2·3 운동법도 매일 해내면 금상첨화일 것이다. 한 번에 이게 다 되면 정말 좋겠지만, 처음부터 이렇게 다 지키기란 쉽지 않다. 무리하지 않고 할 수 있는 만큼만 목표로 잡아 중도에 포기하지 않고 성취감을 느끼는 것이 중요하다.

쉬운 것부터 하자. '회사에서 한 층 정도 이동할 때는 엘리베이터는 타지 않는다'거나 '출근할 때 무조건 한 정거장 전에 내려서 걸어간다'거나 '레벨 1·2·3 운동법 중 일주일 동안은 상체 운동을 매일 빼먹지 않는다'는 식으로 한 가지만 확실히 해보자.

천 리 길도 한 걸음부터라고 하지 않는가. 천 리 길을 가는 가장 확실한 방법은 한 번에 천 리를 내달리는 게 아니라 첫 한 걸음을 내딛는 것이다.

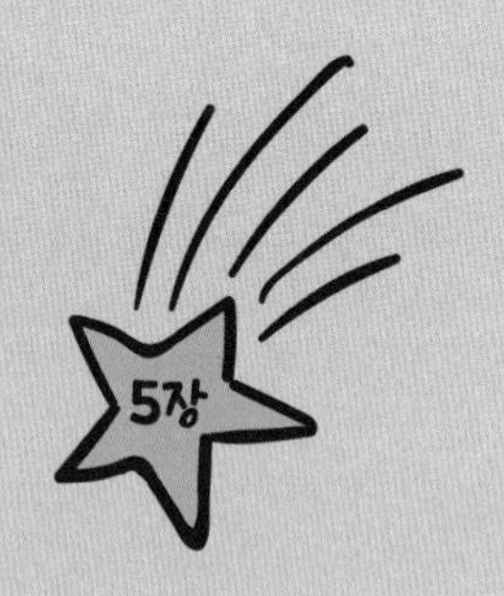

아놀드 홍과 함께하는
간단키토 평생 운동법

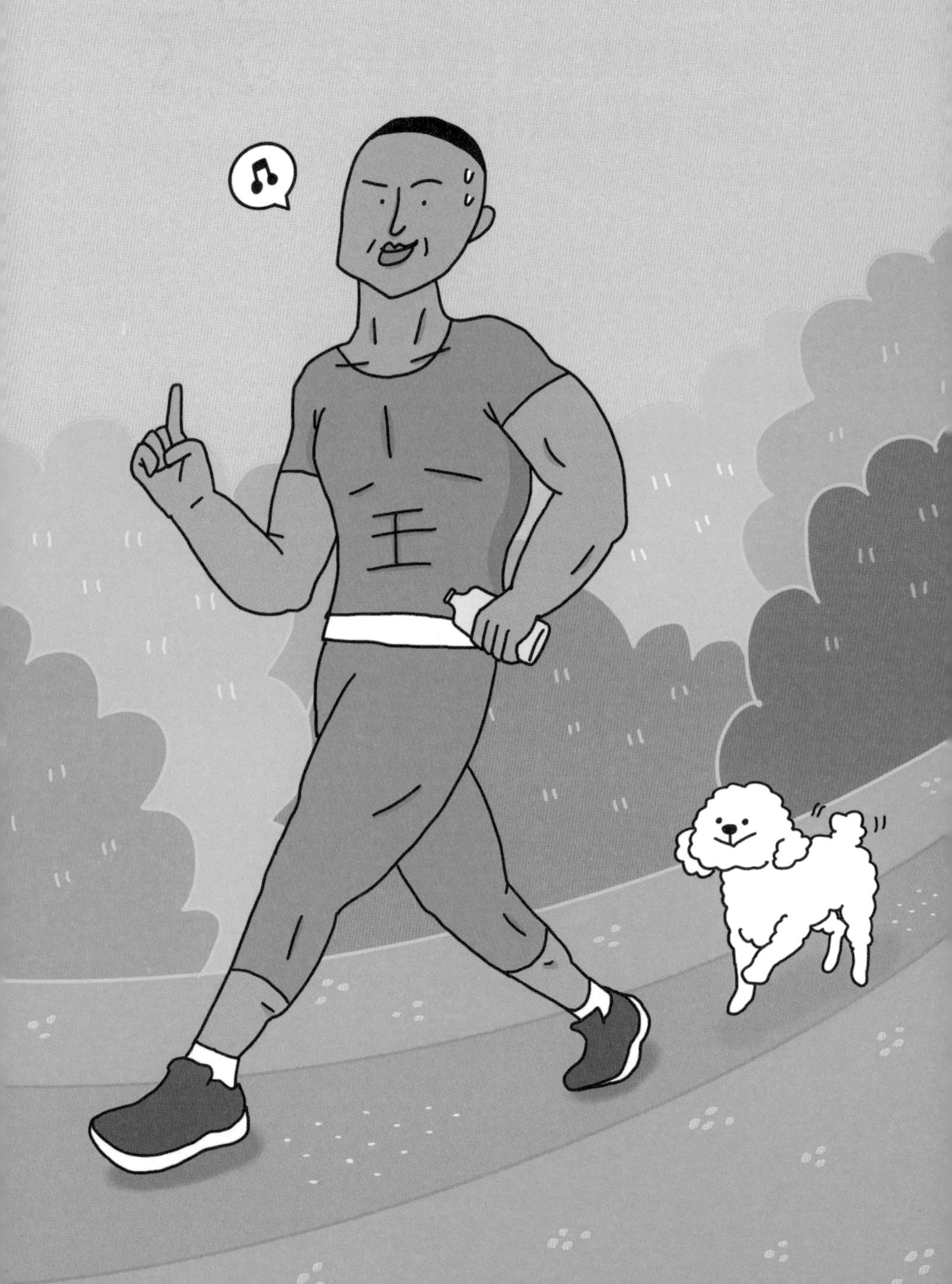

운동의 체중 감량 효과는 3%?
그럼 하지 말까?

다이어트에서 운동이 차지하는 비중은 불과 3~5%라고 한다. 운동이 체중 감량에 효과가 있다는 건 당연히 과학적으로 증명되어 온 사실일 것이라고 생각하는데 오히려 수십 년간 시행된 수많은 연구가 운동이 효과적인 감량 방법이 아니라는 사실만 명확히 이야기하고 있다. 아주 고강도 운동을 했을 때 감량의 효과가 5% 정도라고 하니, 다이어트 효과만 놓고 본다면 확실히 운동보다 잠이 더 효과가 있다고 할 것이다.

그렇다면 굳이 힘들여 운동할 필요가 있을까? 가뜩이나 가성비를 따지는 세상에서 말이다. 그런데 결론부터 말하면 운동은 선택이 아닌 필수다. 왜? 건강하기 위해서다. 운동을 하면 근육과 뼈가 튼튼해지고, 심장과 폐의 기능이 더 좋아진다. 운동은 독소를 배출하는 효과가 있으며, 신체의 성장과 회복을 돕는 성장 호르몬도 더 잘 분비되도록 해준다. 건강해야 다이어트 효과도 좋아지고 부작용도 없다고 했다. 운동이 감량과 직결되지는 않지만, 다이어트에만 목표를 두더라도 운동해야 하는 이유는 이처럼 명확하다. 특히 공복 상태에서 운동하면 체지방을 더 빠른 속도로 태워준다. 그런데 운동의 필요성을 이렇게 간단히 설명하기에는 상당히 억울하다.

앞에서 인슐린 저항성의 위험성과 그 증상이 각종 질병에 미치는 영향을 설명했다. 전문가들은 인슐린 저항성을 해결하는 가장 중요한 라이프스타일 두 가지로 '식이'와 '운동'을 꼽는다. 이는 라이프스타일 자체가 인슐린 저항성의 주범인 동시에 해결사이기도 하다는 뜻이다.

운동은 인슐린 저항성을 개선하는 매우 좋은 방법이다. 몸을 움직여 근육 수축이 일어나면 인슐린 개입 없이도 혈액으로부터 포도당을 흡수할 수 있게 된다. 근육의 인슐린 저항성으로 인해 포도당 공급이 어려운 상태라 하더라도 근육이 수축하면 인슐린 없이도 포도당을 끌어올 수 있고 운동 직후에도 그 효과는 일정 시간 유지된다. 게다가 운동의 인슐린 저항성 개선 효과는 연령과 성별에 상관없이 동일하다. 인슐린 저항성 개선 효과는 유산소 운동, 근력운동 둘 다 비슷하지만 근육을 키우면 혈액 내 포도당 흡수가 더 유리해지므로 근력 운동이 보다 더 효과적이다.

가벼운 운동이라 하더라도 규칙적으로 하면 산화 스트레스와 염증 감소에 도움이 되기 때문에 그 결과로 인슐린 민감성이 개선되고, 수면의 질이 좋아지며, 스트레스가 줄어드는 효과를 얻게 된다.

유산소 운동이든 근력 운동이든 격렬하게 할수록 인슐린 저항성 개선 효과는 크지만, 매일 이렇게 운동하기는 정말 어렵다. 강도를 낮추더라도 규칙적으로 운동하는 것이 훨씬 좋다고 강조하는 이유다. 그러니 시간 날 때마다 수시로 움직이고 일주일에 딱 두 번, 30분씩 근력 운동을 해보자.

운동과 면역력

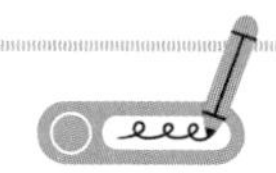

운동을 하면 근육에서 면역 호르몬인 마이오카인(myokine)이 분비되기 때문에 면역력이 높아진다. 실제로 운동을 꾸준히 한 암 환자의 몸에서 암이 더 느리게 진행된다는 연구 결과가 보고된 바 있다. 이 밖에도 마이오카인은 당뇨와 비만 등 대사 질환의 위험을 낮춰주며, 뇌 기능을 향상시켜 치매를 막는 역할도 한다. 혈중 포도당의 농도를 조절하고 간에서 지방을 분해해 지방간을 개선하는 효과도 있다.

지금, 짬짬이 운동하자

운동해도 살이 잘 안 빠진다고 하소연하는 분들이 있다. 나는 그들에게 언제나 5대 수칙을 강조한다. 물 많이 마시고, 잠 많이 자고, 건강한 음식과 비타민 C를 챙겨 먹으면서, 운동도 해야 한다고 말이다. 절대 운동만 따로 떼어놓고 생각하면 안 된다. 다른 수칙들을 잘 지켜야만 운동의 효과도 극대화된다. 운동을 꾸준히 했는데도 불구하고 체중 감량 효과를 보지 못했다면 나머지 수칙들을 모두 잘 지키고 있는지 점검해 봐야 한다.

5대 수칙을 잘 지켜가고 있다는 전제 아래 운동을 습관화하는 것이 중요하다. 앞에서 소개한 것처럼 하루 팔굽혀펴기 1개, 스쿼트 1개라도 하는 것이 중요하다. 그리고 운동을 습관으로 만드는 가장 좋은 방법은 수시로 하는 것이다. '몇 시부터 30분간은 운동 시간'이라고 정해 놓는 것도 좋지만, 그 시간을 지키지 못할 수도 있다. 그러니 시간 날 때 해버리는 게 최고의 운동 전략이다. 1시간 연속 운동하는 것이 효과는 좋겠지만, 10분씩 6회, 20분씩 3회 이렇게 틈틈이 쪼개서라도 하면 된다. 일정 시간, 일정 강도 이상으로 운동하지 않으면 안 하는 것과 같다고? 운동하기 싫다는 말을 그렇게 포장하는 것뿐이다.

지금부터 가장 먼저 해야 할 일은 "운동할 시간이 없어" 또는 "바빠서 운동할 시간을 내기 힘들어"라는 말을 더 이상 하지 않는 것이다. 대신 '5분 동안 할 수 있는 운동이 뭐가 있을까?' 생각하자. 가장 기본이 되는 운동인 푸시업, 크런치, 스쿼트 같은 동작은 1~2초면 충분하다. 5분이면 각 50회씩도 할 수 있다. 이런 동작들은 힘들어서 못 할 수는 있겠지만 시간이 없어서 못 하는 건 절대 아니다. 그러니 먼저 30회씩 시작하자. 어쨌든 5분이면 된다. 이것도 힘들면 방 안이든, 사무실 안이든, 복도든 5분이라도 걸어보자.

평소에 운동이라고는 전혀 하지 않는 지인이 있었다. 그는 척추가 그다지 좋지 않았는데 척추 건강에 좋고 뱃살 빼는 효과도 있다는 조언에 아침 출근 때 지하 주차장에서 12층 사무실까지 엘리베이터를 타지 않고 걸어 올라가기로 결심했다.

첫날에는 지하 2층에 주차한 뒤 걸어서 7~8층 정도에 이르자 허벅지에 불이 나는 것 같았는데, 보름 정도 지나자 그 정도가 훨씬 약해졌고, 운동 효과가 떨어진다는 생각이 들어 다음 날부터는 무조건 지하 5층에 주차를 했다고 한다. 한 달쯤 지나 지하 5층에서 12층까지도 그다지 힘들지 않게 되었고, 그때부터는 매일 18층 꼭대기까지 올라갔다가 사무실에 들어갔다고 한다. 또 3개월쯤 지났을 때는 출근 때만이 아니라 건물 밖으로 나갔다 사무실로 돌아올 때면 무조건 계단을 이용하는 것이 당연한 습관이 되었다.

출근 시간을 포함해서 그가 하루에 3~4번 건물 꼭대기 층까지 걸어 올라가는 데 소비하는 시간은 30분 정도였는데, 평소 엘리베이터를 기다리던 시간을 감안하면 계단 오르기를 하느라 추가되는 시간은 20분이 채 안 되었다고 한다. 하루 20분 투자로 그는 얼마나 큰 것을 얻었을까?

밤에 잠이 안 와서 유튜브를 본다는 사람들이 있다. 그렇다면 스테퍼나 러닝머신, 자전거 위에서 보면 어떨까? 운동이 지루하지도 않고, 잠도 잘 올 것이다. 다이어트 성공담을 얘기하는 주부들 가운데 드라마 보는 시간에는 무조건 실내 자전거를 탔다는 분들이 유독 많다. 나 역시도 아무것도 안 하면서 오직 드라마만 보는 건 절대 하지 않는다. 드라마는 유산소 운동을 할 때만 본다. 아무래도 드라마를 보거나 음악을 들으면서 운동을 하면 덜 지루하기 마련이다. 운동 시간이 즐거워질 수 있는 나만의 방법을 찾아보자.

다른 수칙들을 잘 지켜나가고 있다면 여기서 소개하는 간단한 운동들만으로 상당한 효과를 얻을 수 있을 거라고 확신한다. 굳이 시간과 돈을 들여 피트니스 클럽에 가지 않아도 된다는 얘기다. 중요한 것은 지금 움직이는 것, 시간을 내서 잠깐 움직이는 것, 수시로 움직이는 것이다. 짬짬이 수시로 아무 때나 하는 운동이 진짜 좋은 운동이다. 그냥, 해버리자.

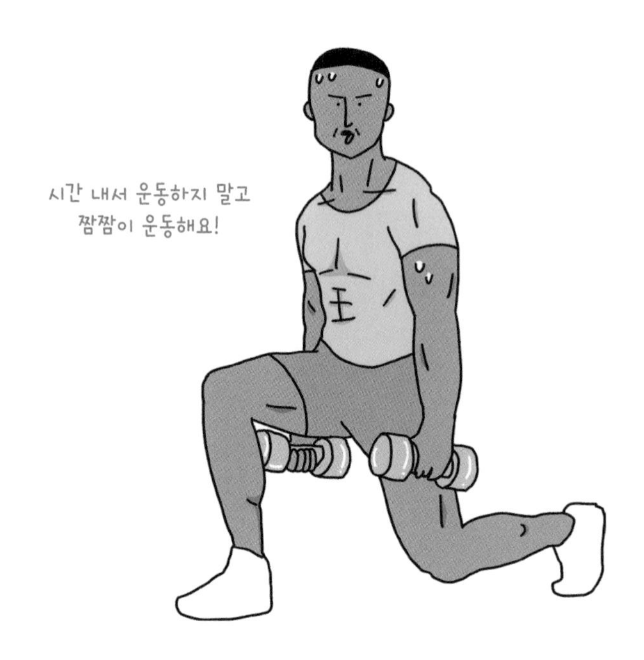

column

공복에 운동하면 근육이 소실된다?

홍샘 한마디!

보디빌더 시절에는 공복 상태에서는 절대 근력 운동을 하지 않았다. 당시만 해도 공복 상태, 즉 에너지원(포도당)이 부족한 상태에서 근력 운동을 하면 근육 속의 글리코겐을 분해해서 쓰기 때문에 근육이 손실된다는 것이 지배적인 생각이었고, 나 역시도 그렇게 믿었기 때문이다. 그런데 간헐적 단식을 시작하면서 공복 운동을 했더니 체지방은 줄고 오히려 근육량은 늘었다는 인바디 결과가 나왔다. "단백질 파우더 같은 보충제를 먹었을 것"이라고 의심하는 사람들이 있을 정도였다.

나는 간헐적 단식을 한 뒤로 단백질 보충제를 전혀 먹지 않는다. 그리고 공복에 운동한다. 공복일 때 오히려 체지방이 더 잘 연소되니 운동에 쓸 에너지도 늘 넉넉한 상태다. 운동하기에 간헐적 단식만큼 좋은 것이 없다고 생각한다. 단, 한 가지만 지키면 된다. 나쁜 음식에 손대지 않고 좋은 음식으로 두 끼를 채우는 것이다.

그러므로 결론은 '공복에 운동해도 근육은 소실되지 않는다'이다. 글리코겐이 분해되는 과정은 117쪽에서 설명했으니 참고하시길!

한 마디 덧붙이고 싶은 것이 있다. 운동을 근육 만들기와 결부시키는 사람들이 적지 않은데, 운동은 근육이 목적이 아니라 건강이 목적이 돼야 한다는 사실이다. 그런 운동이라야 내 생활의 일부가 될 수 있다. 밥 먹고 운동하고 밥 먹고 운동하고를 반복하면 당연히 근육이 빨리 커지지만 이런 운동은 생활이 되기 매우 힘들고, 잘못하면 건강에도 문제가 생길 수 있다. 성장촉진제를 먹인 소보다 자연방목한 소가 건강하다.

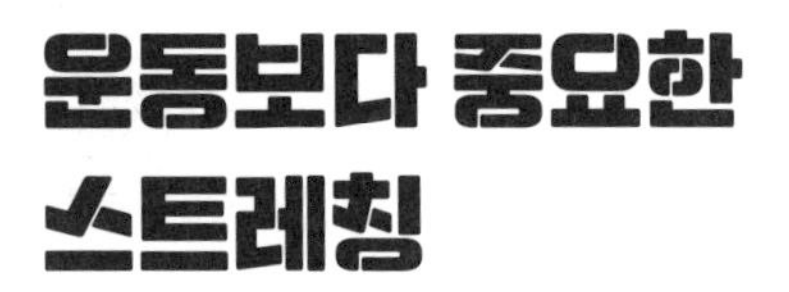

운동보다 중요한 스트레칭

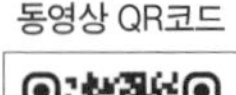

운동하는 것만큼이나 중요한 것이 몸을 잘 풀어주는 일이다. 학교 체육 시간을 생각해 보면 운동 전 항상 준비 운동이라는 것을 했었다. 목 돌리기, 어깨 돌리기, 발목 돌리기 등을 했던 기억이 날 것이다. 그게 다 스트레칭이었다. 스트레칭을 소홀히 했다가는 건강을 위한 운동이 몸을 망치는 참사가 될 수 있다는 점을 잊지 말자.

다음의 스트레칭 동작들을 익혀두었다가 운동 전에 잠깐만 시간을 내서 몸을 풀어주면 부상 위험 없이 건강하게 운동을 해나갈 수 있을 것이다. 동영상에는 더 많은 스트레칭 동작이 들어 있으니 참고하여 업무 중간에도 근육을 풀어주면 좋겠다.

• 어깨 스트레칭

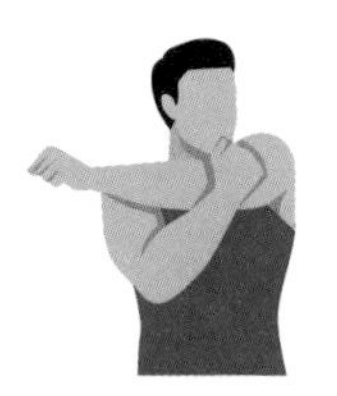

1. 두 팔을 앞으로나란히 한 상태에서 한 팔의 팔꿈치를 접어 다른 팔의 팔꿈치를 감싼다.
2. 숨을 내쉬며 팔꿈치를 감싼 팔을 천천히 몸 안쪽으로 최대한 당기는데 얼굴은 반대편을 향하게 한다. 이 자세를 15초 정도 유지한다. (이때 당겨지는 쪽 팔이 굽혀지지 않도록 주의한다.)
3. 팔을 반대로 바꿔 1, 2번 자세를 반복한다. 양쪽을 두 번씩 스트레칭 해준다.

• 목 스트레칭

1. 오른손을 열중쉬어 자세를 하고 왼쪽 팔을 뻗어 정수리를 가로질러 오른쪽 귀를 감싼다.
2. 숨을 내쉬며 왼쪽 손으로 감싸 쥔 머리를 왼쪽 어깨 쪽으로 천천히 당긴다. 이 상태로 10~15초간 유지한다. (이때 고개가 앞으로 또는 뒤로 젖혀지지 않도록 주의한다.)
3. 반대쪽도 1, 2번 자세를 반복한다.
4. 깍지 낀 손으로 뒤통수를 감싼 뒤 인사하듯 머리를 아래로 눌러준다.
5. 양손을 모아 엄지손가락으로 턱을 뒤로 젖히듯 밀어 올린다.

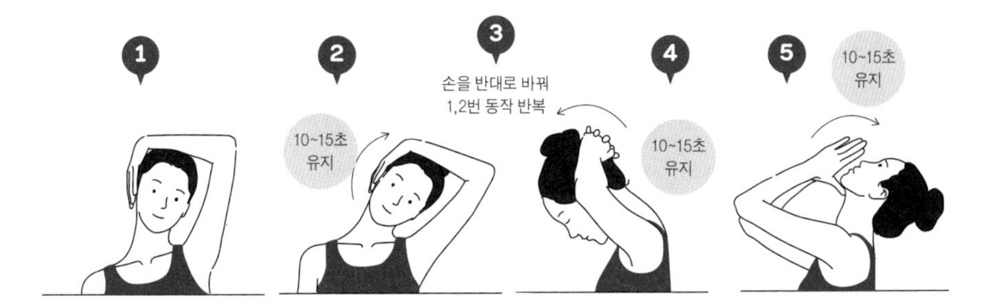

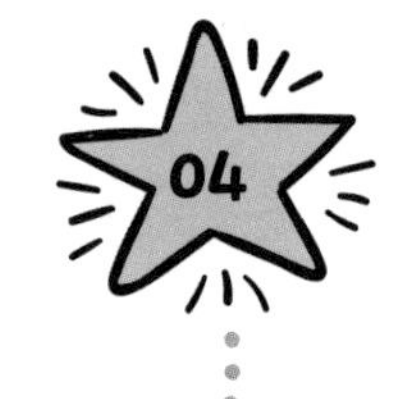

지방 분해를 촉진하는 사칙연산 운동법

사칙연산은 말 그대로 더하기, 빼기, 곱하기, 나누기다. 따라서 사칙연산 운동법은 머릿속으로 더하기(+), 빼기(-), 곱하기(×), 나누기(÷) 모양을 생각하면서 다리를 순서대로 움직이기만 하면 된다. 누구나 쉽게 할 수 있고 다이어트는 물론이고 체형 교정에도 좋다. 사칙연산 운동법의 효과는 다음과 같다.

- 다리를 좌우, 대각선으로 움직이는 동작은 균형 유지에 도움이 된다.
- 점프하는 동작이 성장판을 자극한다. (성장기라면 키 크기 운동으로 권장)
- 심폐 지구력 강화로 지방 분해를 촉진한다.

네 가지 운동을 각 10세트씩 이어서 한다. 30분 정도 운동하는 것이 좋지만 너무 무리할 필요는 없다. 차근차근 늘려보자.

• 더하기 운동

동영상 QR코드

1. 발을 모아 차렷 자세로 서고 손은 허리를 잡는다.
2. 모은 다리를 점프하듯 어깨너비 정도로 옆으로 벌린다.
3. 점프하듯 1번 자세로 돌아온다.
4. 모은 다리를 점프하듯 큰 보폭 정도로 오른발을 앞으로, 왼발을 뒤로 동시에 벌린다.
5. 점프하듯 1번 자세로 돌아온다.
6. 모은 다리를 점프하듯 어깨너비 정도로 옆으로 벌린다.
7. 점프하듯 1번 자세로 돌아온다.
8. 모은 다리를 점프하듯 큰 보폭 정도로 왼발을 앞으로, 오른발을 뒤로 동시에 벌린다.
9. 점프하듯 1번 자세로 돌아온다.

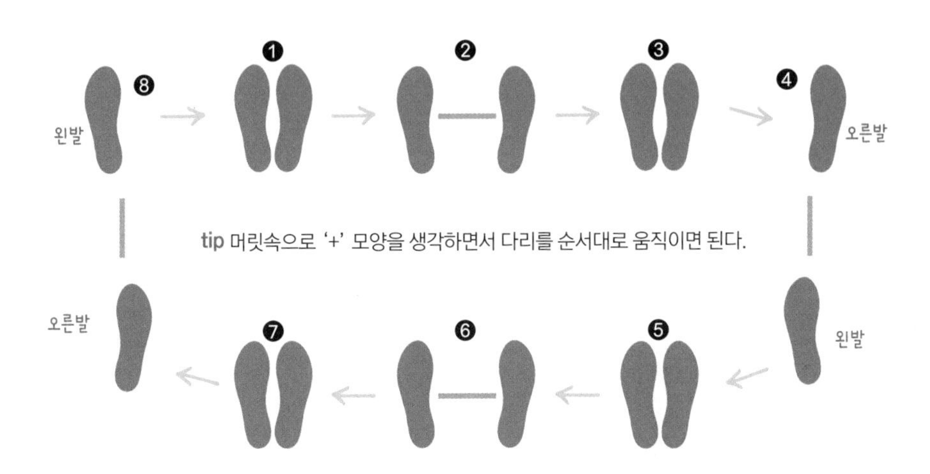

• 빼기 운동

1. 발을 모아 차렷 자세로 서고 손은 허리를 잡는다.
2. 모은 다리를 점프하듯 어깨너비 정도로 옆으로 벌린다.
3. 점프하듯 1번 자세로 돌아온다.

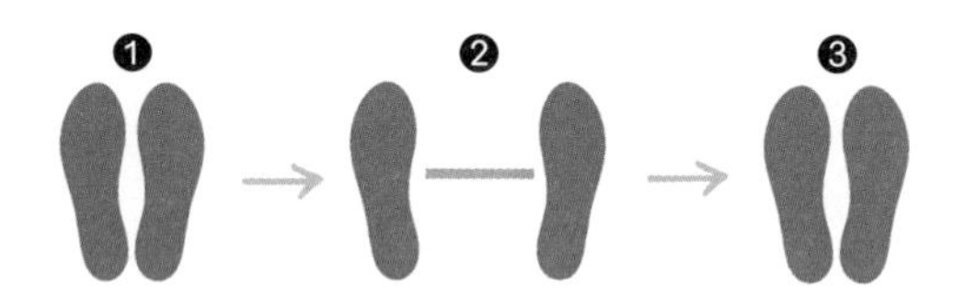

tip 머릿속으로 '-' 모양을 생각하면서 다리를 순서대로 움직이면 된다.

• 곱하기 운동

1. 발을 모아 차렷 자세로 서고 손은 허리를 잡는다.
2. 모은 다리를 점프하듯 어깨너비 정도로 오른쪽 사선 방향으로 오른발을 앞으로, 왼발을 뒤로 벌린다.
3. 점프하듯 1번 자세로 돌아온다.
4. 모은 다리를 점프하듯 어깨너비 정도로 왼쪽 사선 방향으로 왼발을 앞으로, 오른발을 뒤로 벌린다.

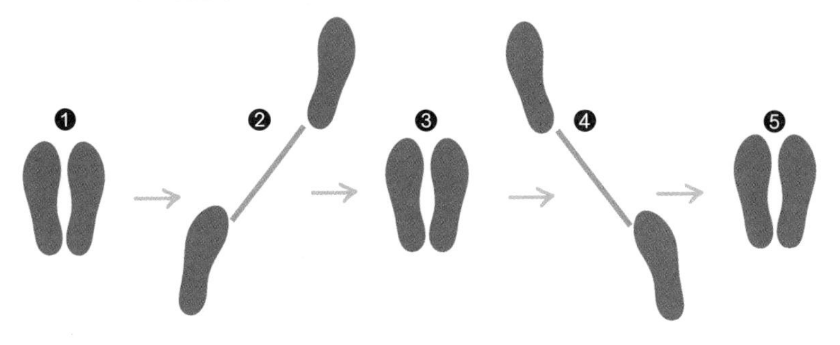

tip 머릿속으로 '×' 모양을 생각하면서 다리를 순서대로 움직이면 된다.

나누기 운동

1. 발을 모아 차렷 자세로 서고 손은 허리를 잡는다.
2. 모은 다리를 점프하듯 어깨너비 정도로 옆으로 벌린다.
3. 점프하듯 1번 자세로 돌아온다.
4. 모은 다리를 함께 한 발 앞으로 점프한다.
5. 점프하듯 1번 자세로 돌아온다.
6. 모은 다리를 함께 점프하듯 어깨너비 정도로 옆으로 벌린다.
7. 점프하듯 1번 자세로 돌아온다.
8. 모은 다리를 함께 한 발 뒤로 점프한다.
9. 점프하듯 1번 자세로 돌아온다.

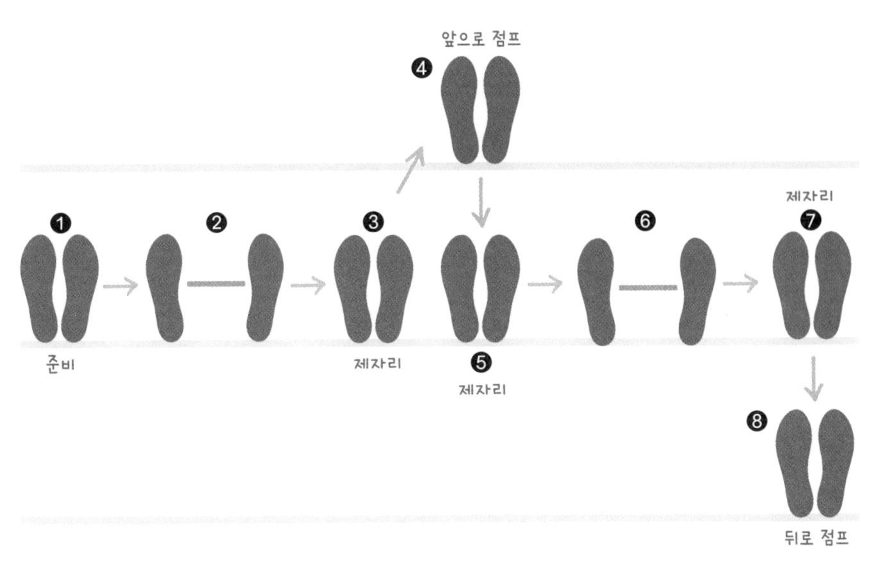

tip 머릿속으로 '÷' 모양을 생각하면서 다리를 순서대로 움직이면 된다.

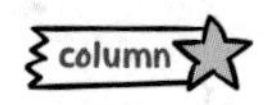

통증, 셀프 마사지로 바로바로 풀어주자

젊은 시절 보디빌더 생활을 할 때 근육통, 관절통을 달고 살았다. 이런 통증이 있을 때 한의원을 주로 이용했는데 의료비 내역을 뽑아 봤더니 2001년 2월부터 2018년 6월까지 한의원에서 치료받은 횟수가 1,500회나 됐다. 갈 때마다 1만 원씩만 진료비를 냈다고 해도 무려 1,500만 원이다. 그런데 2018년 여름 이후로는 한의원을 간 기록이 전혀 없다. 셀프 마사지를 수시로 해주었기 때문이다.

헬스 트레이너니까 셀프 마사지에도 특별한 비법이 있을 거라고 생각하는 사람들도 있겠지만 결론부터 말하면 전혀 없다. 내 마사지의 비법은 그저 뭉친 부위를 그때그때 주물러주는 것뿐이다. 근육통이 있다는 건 근육에 염증 물질이 고여 있다는 뜻인데, 물이 고여 있으면 썩듯이 근육에 염증 물질이 고여 있으면 통증이 심해지고 더 큰 문제가 생길 수 있다. 통증이 생겼을 때 손가락으로 꾹꾹 눌러주기만 해도 혈액 순환이 돼서 염증이 풀린다. 초기 진압이 중요하다.

통증이 있을 때 즉시, 그리고 수시로 주물러주자. 내 몸의 이딘가가 아플 때 그 부위를 만져주는 것이 치료의 시작이다. 내 몸이 주는 신호에 관심을 갖고 어떤 의사보다 먼저 조치를 취하는 것이기 때문이다.

✱ 손목 통증

손목이 아플 때 가장 많이 하는 자가 치료가 손목에 파스를 붙이는 것이다. 그런데 이건 아주 잘못된 방법이다. 손목 통증이 있을 때 통증을 유발하는 원인은 그보다 더 위쪽에 있기 때문이다. 손목에 통증이 있을 때는 팔꿈치 안쪽의 접히는 부분 바로 아래쪽을 눌러줘야 한다. 그 주변에서 가장 아픈 부위를 집중적으로 누르면 손목 통증을 해소하는 데 도움이 된다. 팔꿈치 반대편이나 안쪽 근육 중 아픈 부위를 눌러주자. 손목 통증은 이 두 근육 중 하나에서 온다.

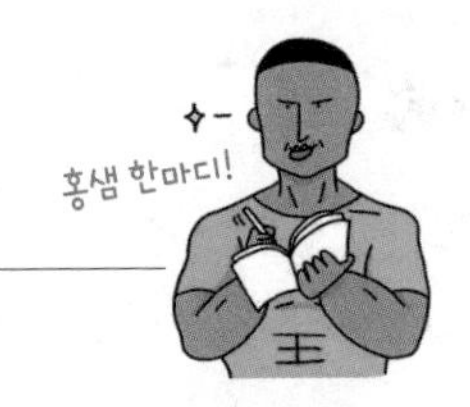

✳ 두통

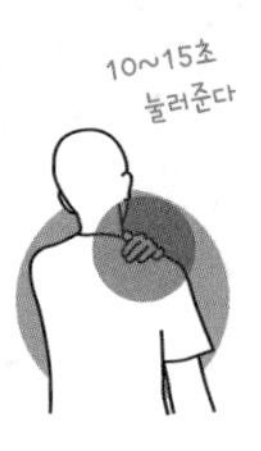

두통은 대부분 근육통에서 비롯되므로 경동맥 및 관자놀이 주변의 근육을 마사지해 주는 것이 도움이 된다. 손가락 끝으로 반대편 승모근을 10~15초 눌러주거나, 손으로 목 뒤 근육을 잡고 눌러주거나, 관자놀이 주변 근육을 손가락으로 빙빙 돌리면서 눌러주면 두통 완화에 효과가 있다.

✳ 무릎 통증

무릎 바로 위쪽의 허벅지 안쪽 근육을 눌러주면 증상이 완화된다. 통증 정도에 맞게 마사지 강도를 (엄지손가락, 주먹 정권, 팔꿈치) 선택해서 주무르면 된다. 소파에 앉아서 TV를 보며 눌러주기에 딱 좋은 부위다.

✳ 허리 통증

골반과 요추가 연결된 어떤 부위라도 부상을 입으면 허리 통증이 생기는데 만성 허리 통증을 겪는 사람은 요방형근에 문제가 있을 가능성이 십중팔구다. 요방형근은 엉덩이뼈와 아래쪽 등 척추를 열두 번째 갈비뼈와 연결하는 근육이다. 배꼽 라인의 옆구리 쪽을 만지면 잡히는 이 요방형근은 인간의 몸이 여러 역동적 자세를 취할 때 매우 중요한 역할을 하는데, 많이 쓰는 만큼 스트레스도 많고 경직도 자주 일어난다. 그래서 이 요방형근을 잘 풀어주고, 요방형근 주변의 근육을 강화하는 것이 허리 통증을 예방하고 완화하는 가장 좋은 방법이다.

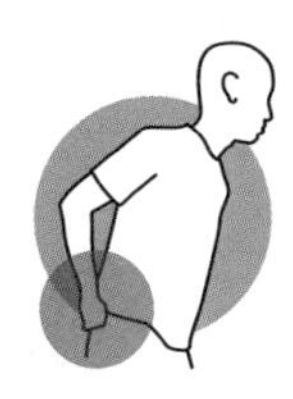

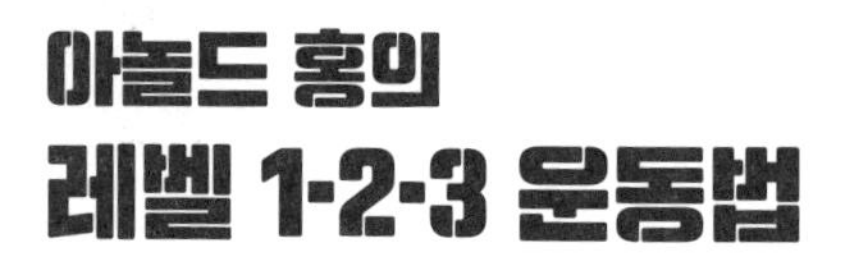

나는 학창 시절에 씨름 및 유도 선수로 활동하면서 몸의 기능 향상에 도움이 되는 체력 훈련을 많이 했는데 체력 단련은 물론이고 다이어트에도 좋은 효과가 있었다. 그 훈련법을 접목해서 만든 것이 '레벨 1·2·3' 운동법이다.

'레벨 1·2·3' 운동법에는 다섯 단계가 있는데 각 단계는 레벨이 다른 3가지 운동을 조합하여 구성하였다. 1단계부터 3단계까지는 상체, 하체, 코어 운동을 골고루 하도록 구성하였고 4단계는 하체 운동, 5단계는 상체 운동으로 구성하였다.

'레벨 1·2·3' 운동만 제대로 하면 여러분은 대한민국 상위 1%에 들어갈 수 있는 체력을 갖게 될 것이다. 매주 월~금요일에 걸쳐 매일

한 단계씩 다섯 단계를 소화하면 된다. 매 단계는 하루 10세트씩 한다(토요일, 일요일은 휴식).

• 아놀드 홍의 레벨 1·2·3 운동법 1단계

가장 간단히 할 수 있는 상체, 복부, 하체 운동 1가지씩을 세트로 구성했다. 10세트를 30분 동안 실시한다.

1세트(약 3분): 푸시업 10회, 크런치 20회, 스쿼트 30회

푸시업 10회
크런치 20회
3가지 운동
1세트
스쿼트 30회
tip 각 레벨의 운동은 쉬지 않고 연결해야 효과가 커진다.
동영상 QR코드

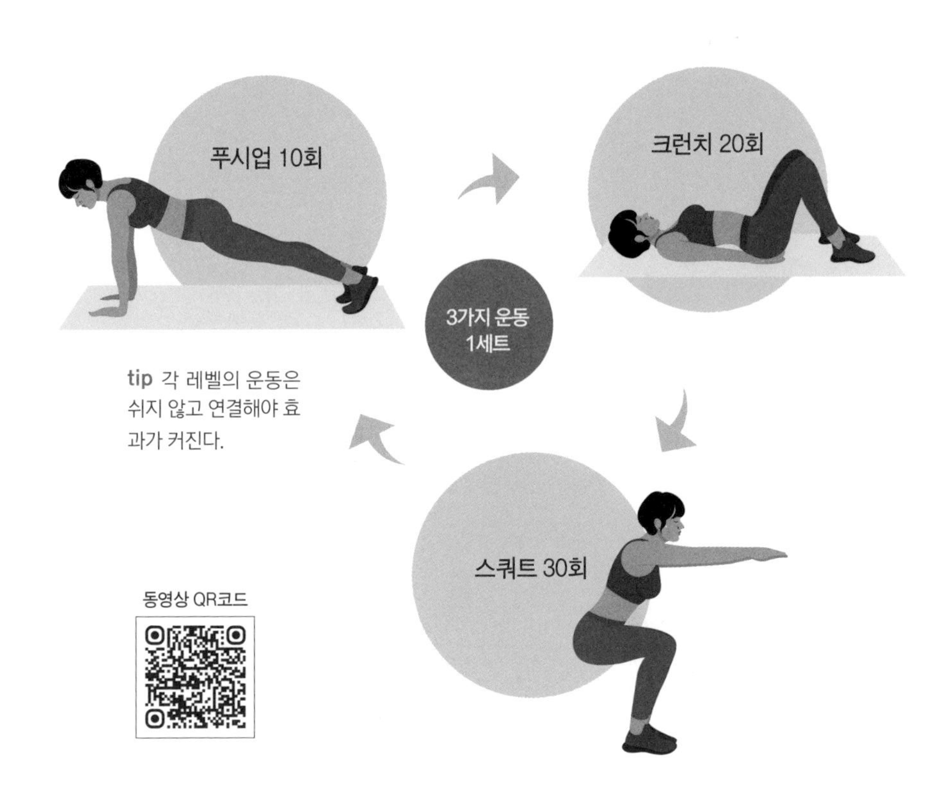

• 아놀드 홍의 레벨 1·2·3 운동법 2단계

레벨 2는 (레벨 1에 비해) 스텝박스를 이용하는 동작이 큰 운동으로 구성하였다. 근력, 근지구력, 심폐 지구력 향상에 도움을 준다. 리드미컬하고 재미가 있지만 힘도 꽤 드는 운동이다.

1세트(약 3분): 사이드 스쿼트 10회, 슬로 버피 20회, 마운틴 클라이머 30회

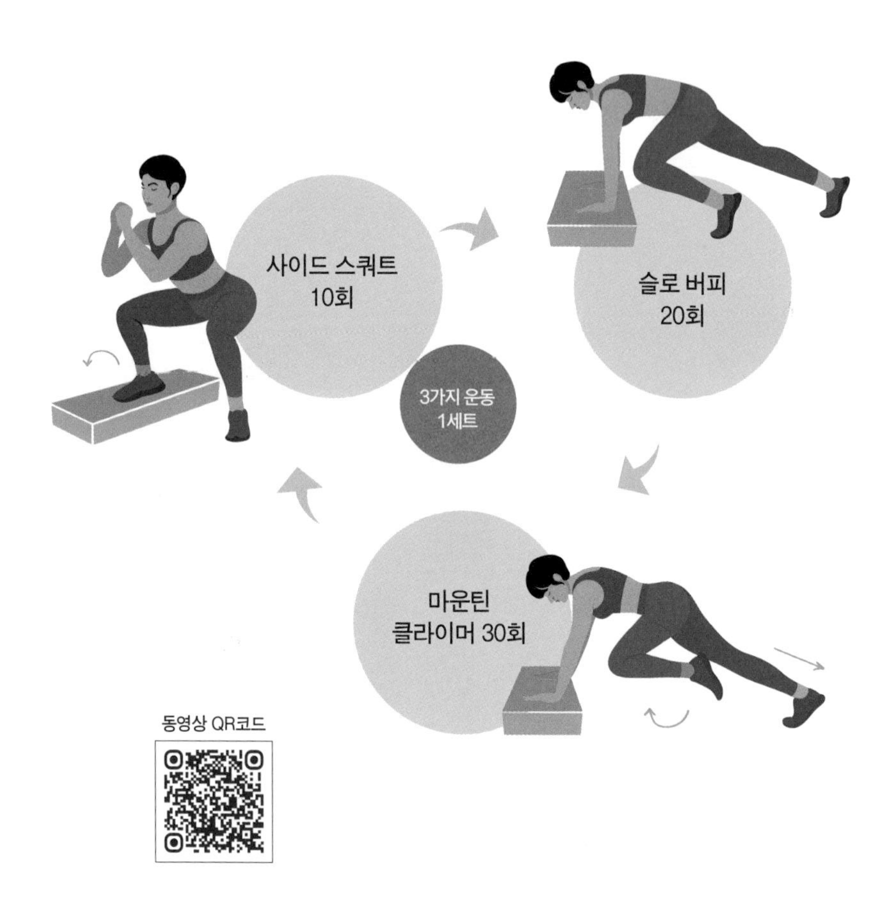

• 아놀드 홍의 레벨 1·2·3 운동법 3단계

어떤 동물의 움직임을 보다가 운동에 접목하면 좋겠다고 생각해서 만든 동작이다. 평소 쓰지 않는 근육을 쓰도록 함으로써 근육 노화를 막고, 체순환도 원활하게 해준다.

1세트(약 3분): 베어 워킹 10회, 개구리 점프 20회, 트위스트 30회

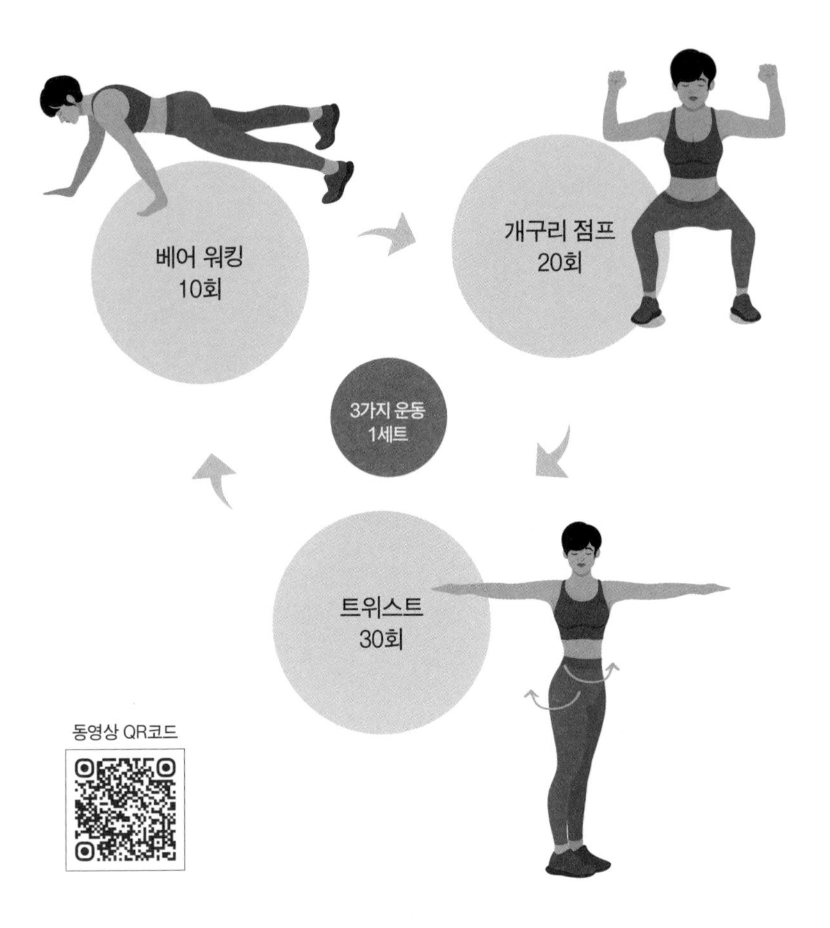

• 아놀드 홍의 레벨 1·2·3 운동법 4단계

레벨 1~레벨 3까지는 상체, 하체, 코어 운동을 골고루 하는 것이었다면, 레벨 4는 하체 집중 운동이다.

1세트(약 4분): 점프 스쿼트 10회, 개구리 점프 20회, 니 킥 30회

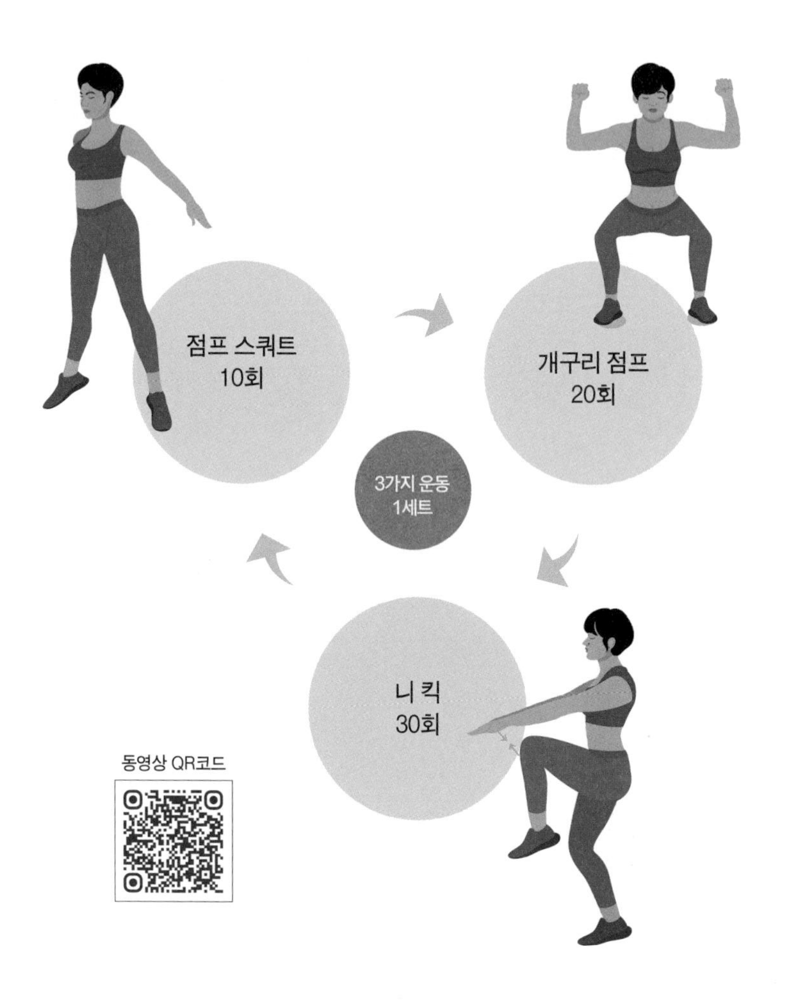

• 아놀드 홍의 레벨 1·2·3 운동법 5단계

레벨 5는 상체 집중 운동이다.

1세트(약 4분): 푸시업 10회, 베어 워킹 20회, 버드독 30회

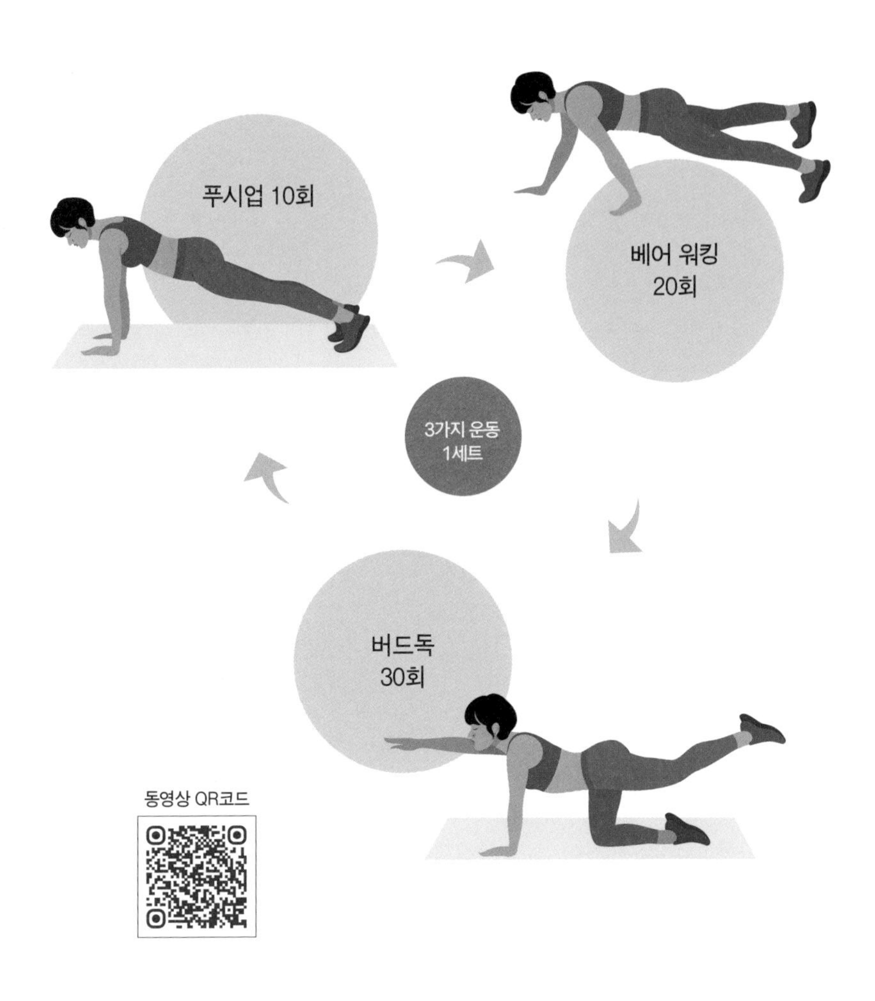

아놀드 홍의
부위별 다이어트 운동

사람마다 얼굴이 다르듯 체질도 체형도 각기 다르다. 그래서 누구에게나 특히 신경 쓰이는 부위가 있다. 이번 섹션에서는 특정 부위의 살을 집중적으로 뺄 수 있는 운동법을 소개한다. 체중 감량을 목적으로 하는 운동은 약간 무리다 싶을 때까지 해야 효과가 빠르지만 꾸준히 하는 것 또한 무시할 수 없다.

앞에서도 언급했지만 운동은 자신의 체력 상태에 맞게 욕심내지 않고 꾸준히 하는 것이 중요하다. 운동 경험이 많지 않은 경우는 특히나 더 그렇다. 욕심껏 운동하면 쉽게 지치고 다시 꾸준히 하기 어렵다. 자신의 체력 상태에 맞춰 조금씩이라도 매일 짬을 내서 운동하자. 그것이 규칙적인 운동이다.

하루 운동하고 3일을 누워 있을 수는 없지 않은가?

• 옆구리살 빼주는 운동

나이가 들면서 가장 살이 많이 붙는 곳이 옆구리다. 이 말은 나이가 들수록 살을 빼기 가장 어려운 부위가 옆구리라는 뜻이기도 하다. 옆구리살을 빼는 가장 효과적인 운동은 X 터치, 목도리도마뱀, 트위스트이다. 매일 꾸준히 하면 옆구리살이 조금씩 줄어드는 변화를 분명히 맛보게 될 것이다.

1세트(약 3분): X 터치 10회, 목도리도마뱀 10회, 트위스트 10회 [10세트 권장]

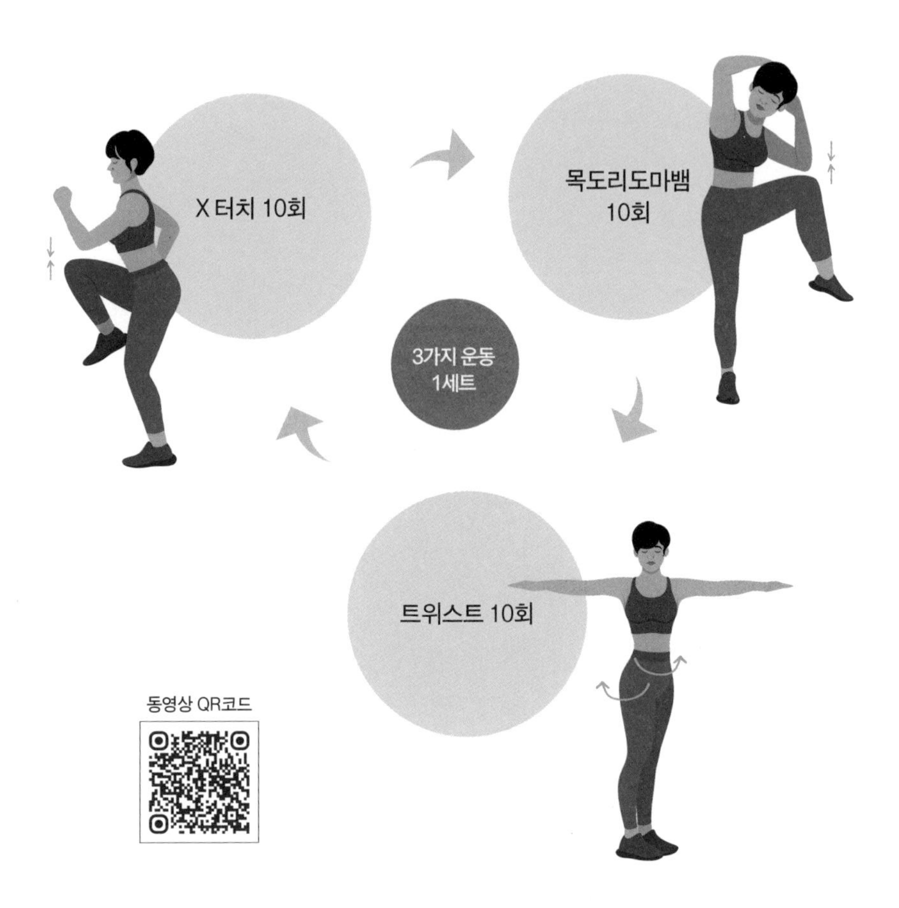

• 뱃살 제로 운동법

가슴과 팔 근육을 공들여 만들고 멋진 옷을 입어도 아랫배가 볼록하다면 아무 소용없다. 인류의 적 뱃살을 물리치는 운동법을 소개한다. 다음 네 가지 스텝을 연결해서 운동하면 효과가 더 크다. (각 스텝마다 5분 정도 실시한다)

동영상 QR코드

Step 1

1. 매트에 등을 대고 누워 양 무릎을 접어 세운 뒤 팔은 앞으로 쭉 뻗어 양손을 포갠다.
2. 포갠 손을 뻗어 왼쪽 무릎, 중앙, 오른쪽 무릎 순서로 번갈아 터치하며 윗몸일으키기를 한다.

tip 이때 팔은 쭉 편 자세여야 하고 손이 무릎에 꼭 닿지 않아도 된다.

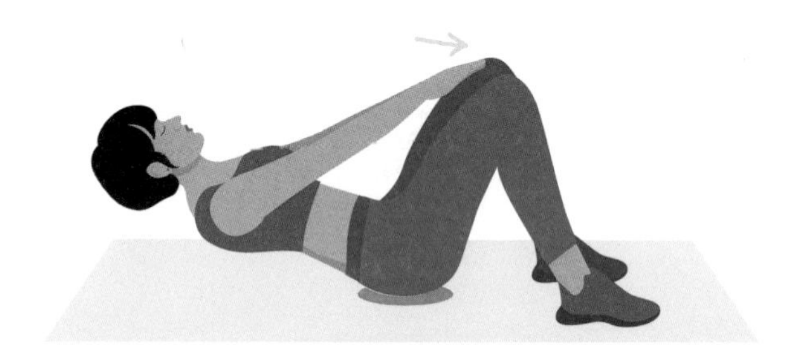

Step 2

1. 매트에 등을 대고 누워 양 무릎을 접어 세운 뒤 왼쪽 발목을 오른쪽 무릎에 걸치듯 올린다. 이때 팔은 그대로 몸통 옆에 붙이고 손바닥이 바닥에 닿게 내려놓는다.
2. 하반신을 그대로 상체 쪽으로 들어올리는데 이때 엉덩이까지 바닥에서 떨어지도록 올린다.
3. 다리를 바꿔 1, 2번 동작을 반복한다.

Step 3

1. 플랭크 자세를 한다.
2. 1번 자세에서 몸통 전체를 회전시킨다는 느낌으로 골반을 좌우로 틀어 바닥에 살짝 닿도록 한다. 이 자세를 반복한다.

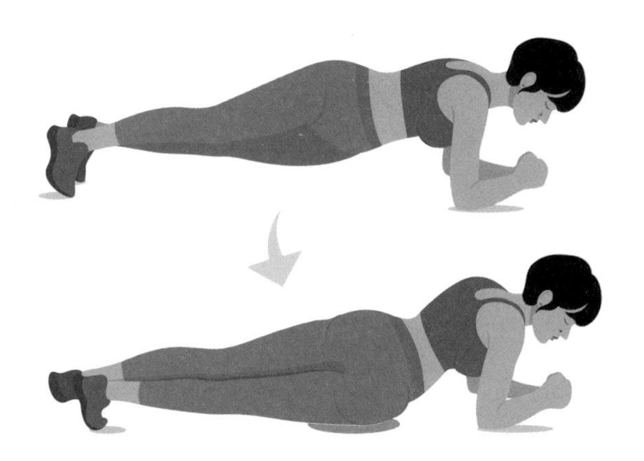

Step 4

1. 페트병을 다리 사이에 세워놓고 바닥에 앉은 다음 허리 근처 매트를 손바닥으로 짚고 상체를 45도 정도 뒤로 기울인다. (팔꿈치는 자연스럽게 직각에 가깝게 구부린다.)
3. 2번 자세에서 페트병의 왼쪽에서 발목과 다리를 서로 붙인 채 무릎을 살짝 구부려 위로 들어올린다. 그대로 다리를 올린 상태에서 페트병 오른쪽으로 다리를 옮긴다. 이 자세를 반복한다.

tip 이때 허리가 아닌 아랫배에 힘을 주고 골반을 회전시켜 다리를 움직인다는 느낌으로 반복한다. 페트병은 발끝이 아니라 종아리 쯤에 놓는 것이 좋다.

• 하체 살 빼주는 운동

바야흐로 100세 시대다. 여러분은 100세가 되면 어떤 모습으로 살고 싶은가? 나는 100세에도 늘씬한 몸매를 유지해 청바지에 민소매 셔츠를 입고 싶다. 100세에도 자신 있게 청바지를 입으려면 어떤 조건이 필요할까?

아마도 허리가 꼿꼿해야 하고 다리도 튼튼해야 할 것이다. 건강한 다리를 만드는 세 가지 운동인 스쿼트, 점프 스쿼트, 개구리 점프를 연결하여 운동한다. 각각의 운동을 쉬지 않고 10회씩 한다.

1세트(약 3분): 스쿼트 10회, 점프 스쿼트 10회, 개구리 점프 10회

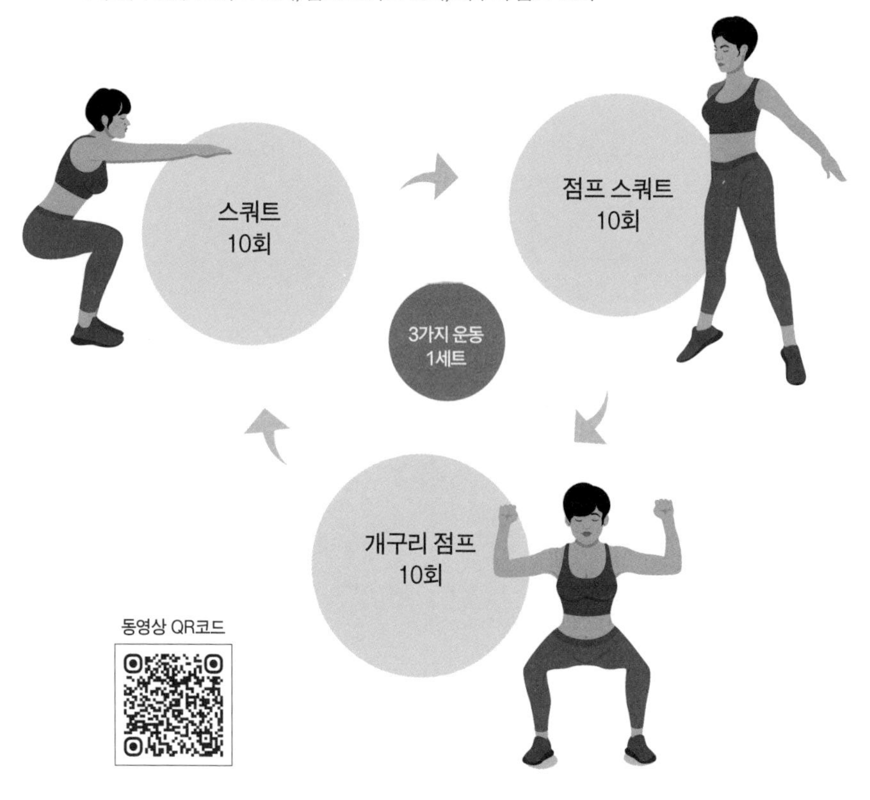

column 다이어트는 도박이 아니라 게임이다

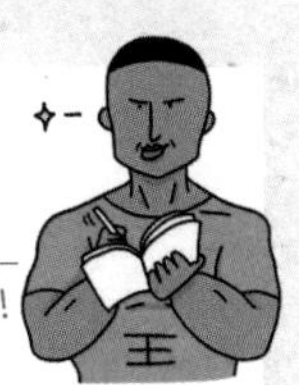

도박과 게임은 몇 가지 중요한 차이가 있다. 지금까지 다이어트를 도박하듯 해 오지는 않았는지 생각해 보자. '누구누구는 뭐 먹고 뺐다던데… 남들처럼 하면 나도 살이 빠지겠지?' 하는 막연한 기대감에 무턱대고 따라하는 사람들이 적지 않다. 하지만 다이어트는 단순히 운이 결정하는 게 아니다.

❶ 목적

도박은 돈을 거는 것에 초점을 두고 있으며, 주된 목적은 이기는 것이다. 게임은 재미와 엔터테인먼트를 위해 즐기는 것이 주된 목적이다.

❷ 확률과 기술

도박은 주로 운에 의존하며, 결과는 확률에 기반한다. 반면 게임은 종종 기술과 전략을 요구하며, 플레이어의 능력과 의사 결정에 따라 결과가 달라질 수 있다.

❸ 사회적 요소

게임은 종종 다른 사람들과 함께 즐기는 다인 플레이가 일반적이지만 도박은 종종 개인적으로 혹은 카지노 등 도박 장소에서 이루어진다.

❹ 위험성

도박은 중독성이 있고, 금전적·심리적 문제를 초래할 위험이 적지 않다. 게임도 중독성이 있을 수 있지만, 일반적으로 도박보다는 위험 요소가 적다고 할 수 있다.

다이어트가 힘들다고?
그렇다면 당신은 지금 도박을 하고 있는 것이다!

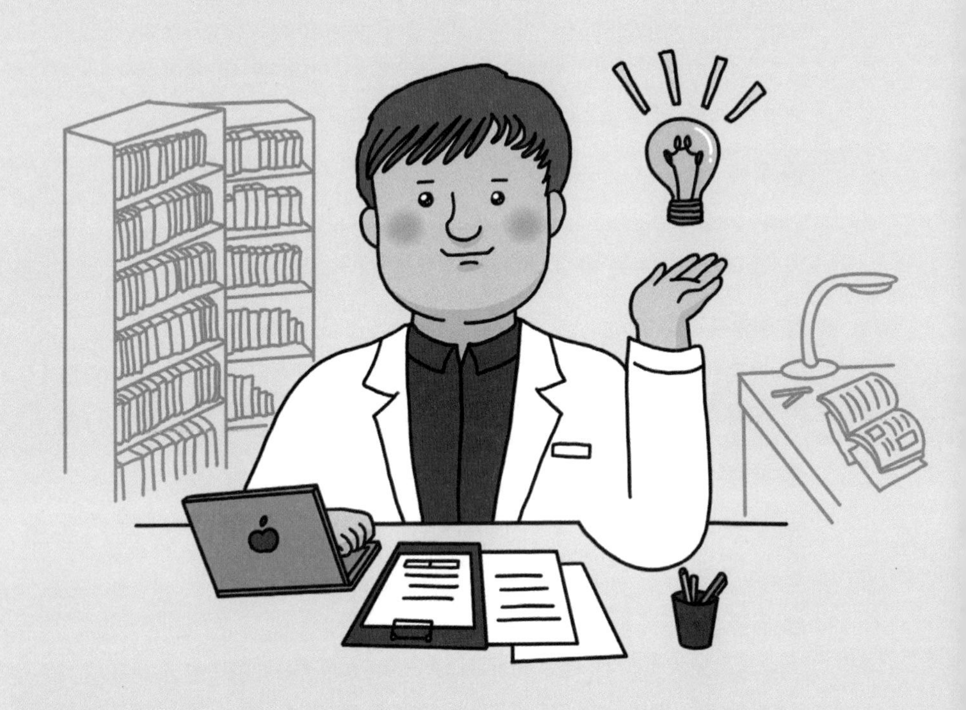

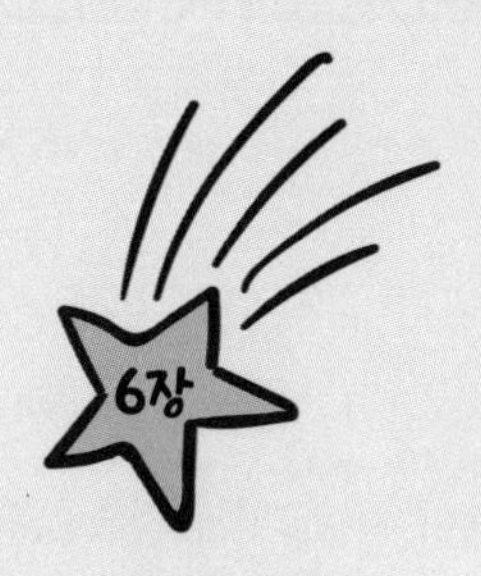

이영훈의
간단키토 상담실

Q1

포화 지방이 동맥 경화와 심장마비를 일으킨다고 들었는데 사실인가요?

전혀 사실이 아닙니다. 이런 주장이 지난 수십 년간 진실인 것처럼 알려졌지만, 의학적 근거가 전혀 없을 뿐만 아니라 오히려 사실과 완전히 반대되는 주장입니다. 최근 몇 년간 더 많은 전문가와 단체들이 천연 포화 지방 섭취와 심혈관 질환은 연관이 없다는 연구 결과를 내놓고 있으며, 심지어 (조작된 증거를 토대로) 이 같은 사실을 처음 주장했던 당사자마저 1997년에 "포화 지방과 심혈관 질환은 아무런 관련이 없다"고 자신이 거짓 주장을 했음을 인정한 바 있습니다. 포화 지방은 동물성 식재료를 비롯한 많은 천연 식재료에 포함되어 있으며 인류는 이를 섭취하면서 진화를 거듭해 왔습니다.

농경이 시작되어 곡물을 주식으로 삼게 된 것은 불과 1만 년 정도에 지나지 않습니다. 인류가 대략 400만 년 전에 지구에 등장했다고 가정할 때 1만 년은 매우 짧은 기간입니다.

심지어 산모의 모유 성분 중 50% 이상이 포화 지방입니다. 또 여성이 임신하면 콜레스테롤 수치가 10배 이상 높아집니다. 이처럼 우리 몸은 포화 지방을 주 에너지로 살아가도록 설계되어 있습니다. 그러니 포화 지방을 섭취하는 것은 매우 자연스럽고 건강한 식생활입니다. 포화 지방을 두려워하지 마십시오.

Q2

저탄고지 식단을 하면 콜레스테롤 수치가 높아진다고 해서 걱정입니다

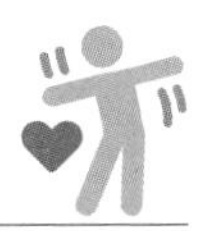

저탄고지 다이어트는 건강에 '좋은' HDL(고밀도 지질 단백질) 콜레스테롤을 증가시키고 '해로운' 트리글리세리드(triglyceride)는 감소시켜서 콜레스테롤 수치를 개선해 줍니다. 또 저탄고지 식단은 혈관에 문제를 일으키는 LDL(저밀도 지질 단백질) 콜레스테롤의 덩치를 키워서 HDL 콜레스테롤로 바꾸어 줍니다. 결론은 명확합니다. 저탄수화물 고지방 식생활은 몸에 좋은 콜레스테롤을 늘려주는 반면, 질병의 위험 요인은 줄여줍니다.

저탄고지 식단 초기에는 LDL 콜레스테롤 수치가 일시적으로 올라갈 수 있습니다. 체내에 쌓여 있던 지방이 분해되면서 혈관을 타고 순환하기 때문입니다. 이때 LDL 수치가 상승하는 것은 부피가 큰 LDL 콜레스테롤에 의한 것이므로 전혀 두려워하지 않아도 됩니다. 식단을 제대로 진행한다면 시간이 지날수록 LDL 수치는 정상화될 테니까요.

| 여기서 잠깐! |

LDL 콜레스테롤이 다 나쁜 것은 아닙니다. LDL 콜레스테롤 중 건강에 악영향을 끼치는 것은 부피가 작은 LDL 콜레스테롤인데, 혈관에 침투해 염증을 일으키기 때문입니다. 기억해야 할 것은 작은 LDL 콜레스테롤이 포화 지방 때문에 생기는 것이 아니라는 점입니다. 작은 LDL 콜레스테롤은 활성 산소와 결합해서 생성되는데, 활성 산소 증가의 가장 큰 원인이 정제 탄수화물입니다. 활성 산소의 먹이가 당분이거든요. 반면 부피가 큰 LDL은 HDL과 같은 역할을 하니 건강에 이롭습니다.

Q3

저탄고지 식단이 우울증을 유발한다는 말을 들었어요. 정말인가요?

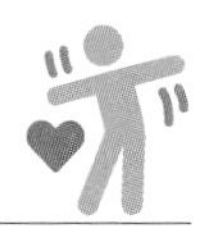

저탄고지 다이어트를 시작하고 처음 1~2주 동안은 무기력, 피로감, 신경과민, 브레인 포그 등을 경험할 수 있는데, 며칠에서 1주일 정도면 사라집니다. 또 이러한 증상은 충분한 수분과 염분을 섭취함으로써 피할 수 있습니다. 예를 들어, 부용(육류와 채소를 끓여 만든 육수. 맑은 수프나 소스용으로 씀)을 하루에 1~2번 먹는 것이 좋은 방법입니다.

장기적으로 저탄고지 다이어트는 정신 건강에 매우 좋은 효과가 있습니다. 키토시스 상태에 들어가면 기력이 넘치고 집중력과 지구력이 향상됩니다. 케톤식을 하고 나서 정신이 맑아진 느낌을 받는다는 사람들이 많은 이유입니다.

저탄수화물 다이어트를 할 때 우울감을 느끼는 이유 중 하나는 이미 탄수화물과 단 음식에 중독되어 있기 때문입니다. 중독성이 있던 음식을 금지하다 보니 일시적으로 상실감을 느끼게 되는 것이죠. 술·담배를 끊었을 때 나타나는 금단 증상과 같은 것이니 문제 될 것이 없습니다.

Q4

저탄수화물식은 비타민과 미네랄이 부족하다는데 어떻게 하면 좋을까요?

저탄수화물식으로 분류되는 식품은 매우 영양이 높습니다. 예를 들면 달걀은 지구상의 어떤 음식보다 완전한 영양을 공급해 주는 식품이죠. 닭의 탄생은 달걀 속의 영양소로부터 출발하는데, 그러려면 달걀 안에 비타민, 아미노산, 루테인 등 닭에게 필요한 모든 영양소가 준비되어 있어야 합니다.

육류, 어류, 채소에도 매우 많은 미량 영양소(비타민과 미네랄)가 들어 있습니다. 그에 비해 밀가루에는 미량 영양소가 전혀 없습니다. 이것이 밀가루를 많이 섭취하는 사람이 비타민을 반드시 챙겨 먹어야 하는 이유입니다. 또 곡류에 많이 들어 있는 피트산은 미네랄의 흡수를 가로막습니다.

과일은 영양소가 풍부한 것으로 생각하는데, 안타깝게도 오해에서 비롯된 것입니다. 비타민 C를 제외하면 과일에 들어 있는 영양소는 극히 적습니다. 특히 현대의 과일은 당도가 높아지도록 개량된 것이어서 '자연이 준 사탕'이라고 해도 과언이 아닙니다. 칼로리가 높으면서 영양은 거의 없는 만큼 과일은 적당히 섭취해야 합니다. 저탄수화물식을 하면 비타민·미네랄이 부족해지는 것이 아니라, 식단을 저탄수화물식으로 바꾸는 것만으로도 부족한 비타민과 미네랄을 보충할 수 있습니다.

Q5

저탄고지 식단이 갑상샘 호르몬 문제를 일으킨다는데 사실인가요?

저탄고지 식단이 갑상샘에 부정적으로 작용할 확률은 지극히 낮습니다. 장기적인 단식이나 칼로리 제한 다이어트를 하면 갑상샘 기능 저하증이 올 수도 있습니다. 그러나 포만감을 충족시킬 때까지 지방을 충분히 섭취하는 저탄수화물 식단에서는 일부러 밥을 굶지 않기 때문에 그럴 위험이 없습니다. 오히려 저탄수화물 식단을 꾸준히 해서 자연스럽게 체중을 감량한 많은 사람들은 갑상샘 약을 줄이거나 더 이상 필요로 하지 않게 됩니다.

만약 갑상샘 기능 저하증이 있어서 갑상샘 호르몬 약을 먹고 있다면 저탄고지 식단을 시작하십시오. 포만감이 올 때까지 포화 지방을 섭취하는 저탄고지 식단을 유지하다 보면 갑상샘 문제가 사라질 겁니다.

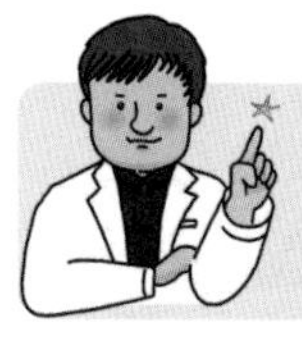

사실이 아닙니다! 저탄고지 식단은 갑상샘 문제를 해결하는 가장 좋은 방법입니다.

Q6

저탄고지 식단이 신장을 손상시킨다는 건 근거 있는 얘기인가요?

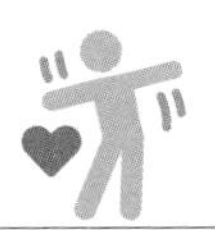

저탄고지 식단이 매우 고단백이어서 신장에 무리를 줄 것이라고 우려하는 사람들이 많은데, 이는 저탄고지 식단의 단백질 섭취 비율이 필요 이상으로 높다는 오해에서 비롯된 것입니다.

잘 짜인 저탄고지 식단은 단백질이 아닌 지방의 비율이 높습니다. 필요 이상으로 단백질을 많이 섭취하면 단백질이 포도당으로 변환되어 혈당을 올리기 때문에 저탄고지 식단에서는 단백질을 많이 먹지 않을 것을 권고합니다. 이처럼 제대로 된 저탄고지 식단은 단백질 함량이 높지 않으므로 신장에 무리를 줄 염려가 없습니다.

그리고 단백질을 다소 많이 섭취하더라도 신장 기능이 정상인 사람에게는 큰 문제가 되지 않습니다. 투석을 해야 할 정도로 신장 기능이 심각하게 손상된 상태가 아니라면 신장 손상이 무서워 저탄고지 식단을 멀리할 필요가 없는 것이죠.

신장이 손상되는 요인 중 가장 큰 것이 혈당 조절이 잘 안되는 문제인데 혈당이 정상 수치를 벗어나면 신장 기능을 저하시켜 만성 신부전 및 신장 질환을 초래할 수 있습니다. 저탄고지 식단은 되레 신장을 보호하는 식단이라고 할 수 있을 것입니다.

Q7

탄수화물을 줄이면 뇌에 영양소가 부족해진다는데, 아이들 공부에 지장은 없나요?

전혀 사실이 아닙니다. 엄격한 저탄고지 식단을 하게 되면 인간의 뇌는 지방에서 연료를 공급받습니다. 인간의 몸은 다른 영양소를 포도당으로 변환하는 포도당 신생 합성 과정(gluconeogenesis)을 통해 필요한 만큼의 포도당을 생산해 내기 때문입니다. 지방이 간에서 케톤으로 변환되고 이 케톤이 포도당으로 바뀌어 뇌에서 연료로 쓰이는 것이죠.

따라서 탄수화물을 섭취하지 않아도 뇌 기능은 정상 작동합니다. 또한 이런 상태에서는 지방 연소량이 상당히 증가하게 되니 체중 감량에도 큰 도움이 됩니다.

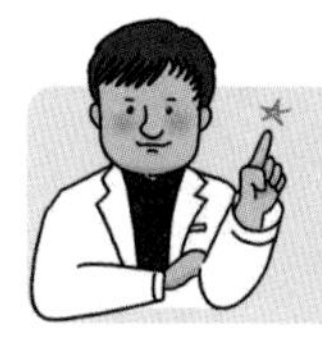

우리 몸은 스스로 포도당을 만들 수 있어요!
탄수화물을 제한한다고 문제가 생기지는 않는답니다.

Q8

저탄고지 식단이 장내 환경에 나쁜 영향을 준다는데 사실인가요?

장내 환경과 관련해 많은 연구가 이루어지고 있는데, 저탄고지 식단과 장내 미생물(microbiome)의 연관성에서 확실하게 말할 수 있는 것은 "장내 환경에 변화가 있다"는 정도입니다.

저탄고지 식단이 장내 환경에 나쁜 영향을 미친다는 주장은 '변화가 있다'는 이처럼 연약한 실마리를 나쁜 쪽으로만 과장해서 공격하는 것에 지나지 않습니다. 오히려 많은 사람들이 저탄고지 식단을 시작한 뒤에 위장 스트레스와 복부 팽창이 줄어든 것으로 보고되고 있습니다.

장내 환경은 인스턴트식품, 정제 설탕 및 탄수화물, 식품 첨가물의 지나친 섭취나 항생제를 포함한 약물 남용, 음주, 흡연, 스트레스 등에 의해 망가집니다. 탄수화물을 제한하고 자연 본연의 식재료를 먹자는 것이 기본 내용인 저탄고지 식단은 장내 환경을 망가뜨릴 어떤 원인도 제공하지 않습니다.

Q9

저탄고지 식단을 하면 변비가 잘 생기나요?

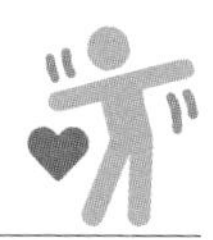

저탄고지 식단을 처음 하게 되면 소화기계가 적응할 시간이 필요한데, 변비는 이런 상황에서 생길 수도 있는 부작용 중 하나입니다.

하지만 매우 일시적인 현상입니다. 대개는 물을 많이 마시고, 염분 섭취와 식이 섬유 섭취를 늘리면 완화됩니다. 저탄고지 식단을 꾸준히 한 결과, 대사가 원활해져서 변비가 없어졌다는 사람들이 많다는 점이 훨씬 희망적인 소식입니다.

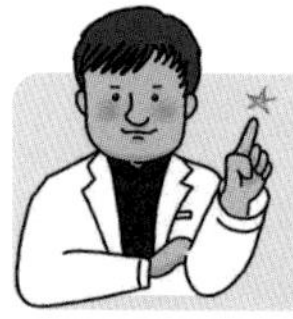

저탄고지 식단 초기에는 변비가 생길 수 있지만 몸이 적응하는 과정이에요. 이후 식단을 꾸준히 유지하면 없어집니다.

Q10

저탄고지 다이어트가 탈모를 유발한다는데 괜찮을까요?

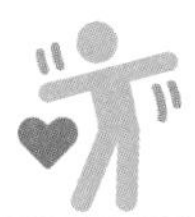

식습관을 바꾸는 것은 우리 몸의 입장에서는 큰 변화여서 스트레스가 될 수 있습니다. 식단에 큰 변화를 주었을 때 3~6개월 뒤 일시적으로 모발이 가늘어지는 현상이 나타나는 것은 이런 이유 때문입니다. 저탄고지 식단을 할 때도 아주 드물게 이런 증상이 생길 수는 있지만, 대부분은 칼로리를 심하게 제한하는 경우(저칼로리 다이어트, 식사 대용식 섭취)에 나타납니다.

실제로 저탄고지 식단을 하는 대다수의 사람은 이런 경험을 하지 않습니다. 저탄수화물과 저지방 식이를 동시에 하지 않는 것이 이런 위험을 최소화하는 방법입니다. 기분 좋은 포만감이 느껴지도록 지방을 충분히 섭취하세요.

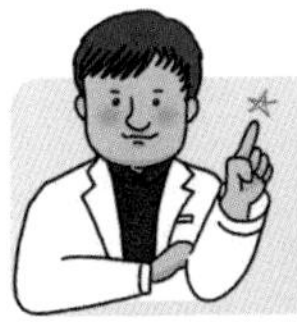

탈모의 가장 큰 원인은 영양 결핍과 스트레스입니다.
몸에 좋은 음식으로 영양소가 부족하지 않게 관리하세요!

Q11

운동 능력이 떨어진다고 해서 저탄고지 식단으로 바꾸기가 두렵습니다

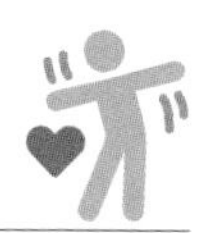

탄수화물 위주의 식단에서 저탄고지 식단으로 바꾸면 처음 몇 주 동안은 운동 능력이 저하될 확률이 높습니다. 이것은 에너지원이 포도당에서 지방으로 바뀔 때 나타나는 키토 플루 때문인데 두통, 피로 등 일종의 감기 증상과 비슷합니다. 이 증상 역시도 수분과 염분을 충분히 섭취함으로써 해소할 수 있습니다. 키토 플루 증상은 보통은 1~2주 내에 자연스럽게 사라집니다.

저탄고지 식단을 몇 주간 계속해서 몸이 적응하고 나면 운동할 때 예전과 같은 느낌을 받습니다. 특히 지구력이 중요한 선수들에게는 저탄수화물 고지방 식단이 큰 도움이 됩니다.

2016년 투르 드 프랑스(3주 동안 프랑스 및 인접 국가를 일주하는 사이클 대회)의 최고 선수 2명은 저탄고지 식단을 한 것으로 유명합니다. 지구력을 요하지 않는 단거리 달리기 같은 운동에서는 경기 당일 탄수화물을 조금 더 섭취하는 것이 좋습니다.

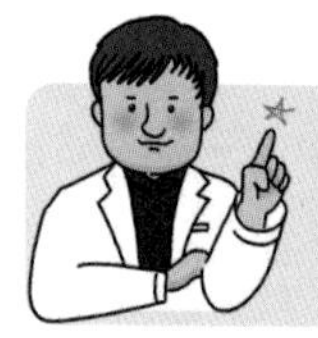

키토 플루 때문에 그렇게 느껴지는 것뿐이에요. 키토 플루에 대한 자세한 설명은 132쪽을 참고하세요.

Q12

저탄고지 다이어트를 하면 케톤산증이 생긴다는데 위험하지 않을까요?

케톤산증(ketoacidosis)과 케톤증(ketosis)을 혼동해서 벌어지는 오해입니다. 케톤산증은 희귀하지만 위험한 의학적 상태인데, 제1형 당뇨병을 가진 사람들이 인슐린을 맞지 않으면 일어납니다. 반면에 케톤증, 즉 키토시스 상태는 탄수화물 대신 지방을 에너지원으로 쓰는 상태를 말합니다. 비슷한 용어 같지만 전혀 다른 의미죠.

정상적인 상태에서는 엄격하게 탄수화물을 제한하는 식단을 하더라도 결코 케톤산증이 일어나지 않습니다.

Q13

포화 지방을 많이 섭취하면 심혈관 질환에 걸릴 수 있다고 하던데요?

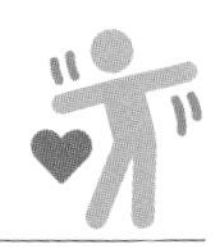

저지방 식단이 건강한 식단이라는 기존의 건강 상식에 준하면 흔히 들 포화 지방은 나쁜 지방, 식물성 불포화 지방은 좋은 지방으로 분류됩니다. 이런 오해는 1969년 발표된 앤셀 키스(Ansel Keys)가 발표한 논문 때문이었습니다.

포화 지방이 심혈관 질환을 일으킨다는 앤셀 키스의 논문으로 인해 포화 지방은 인류의 적이 되었고 그 후 반세기가 넘도록 건강하려면 지방을 먹지 말아야 한다는 것이 통념이 되었죠. 그러나 이 논문에서 근거로 제시한 실험 자체가 사기로 드러났으며 그 이후 여러 연구를 통해 포화 지방 섭취와 심혈관 질환 사이의 뚜렷한 인과 관계를 증명할 수 없다는 결론에 도달했습니다.

1969년 앤셀 키스의 주장을 옹호했던 타임지도 2014년 'Eat Butter' 라는 제목으로 포화 지방과 심혈관 질환 사이에는 아무런 관련이 없음을 기사화한 바 있습니다. 1977년 저지방 식단을 건강 식단으로 권장하고 2010년에는 콜레스테롤 섭취량을 하루 300mg 이하로 권장하는 지침을 발표한 바 있는 미국식생활지침자문위원회(DGAC) 역시 2015년에는 이를 뒤집어 건강한 성인이 하루 일정량의 콜레스테롤을 섭취하는 것은 신체에 위험 요인으로 작용하지 않는다는 공식 의견을 발표하고 콜레스테롤 권장 섭취량도 폐기했습니다.

그럼에도 불구하고 아직도 많은 사람이 심혈관 질환이 무서워 포화 지방 섭취를 꺼리는데 다음 두 가지 측면에서의 잘못된 생각이 원인으로 보입니다.

첫 번째는 동맥경화증의 결과로 혈관벽에 쌓이는 성분이 콜레스테롤이니 콜레스테롤을 많이 섭취하면 심혈관 질환이 생길 것이라는 오해이고, 두 번째는 포화 지방이 실온에서 고체화되니 혈관 속에서도 굳어져서 혈전을 일으키는 것 아니겠냐는 오해입니다.

하지만 동맥 경화증은 혈관벽에 생긴 염증을 치료하기 위해 콜레스테롤이 작용한 것일 뿐 콜레스테롤이 동맥 경화증의 원인이 아닙니다. 혈관벽에 염증을 일으키는 요인들이 문제인 것이죠.

또한 지용성인 지방은 혈액에서 그 자체로 운반될 수 없기 때문에 단백질로 된 옷을 입어야 이동할 수 있습니다. 포화 지방을 많이 먹어 혈액이 굳는다는 생각은 의학적으로는 절대 성립할 수 없다는 것만 알아두세요.

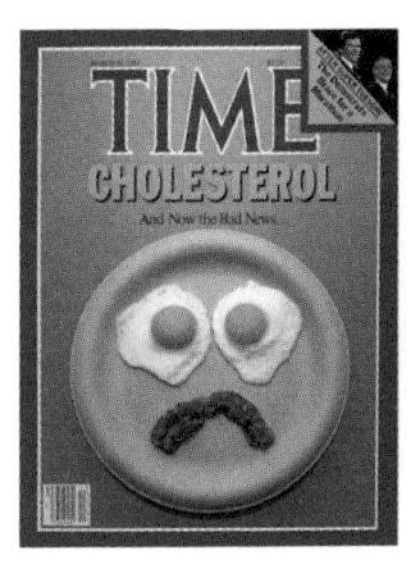

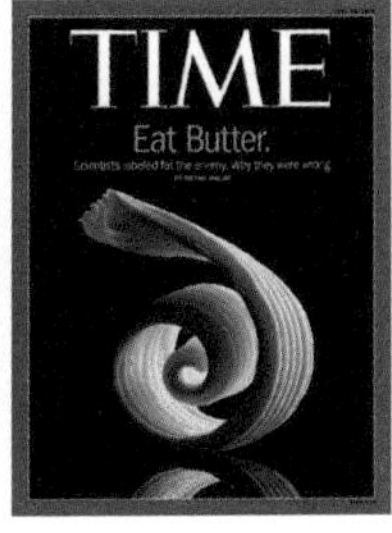

◀◀ 포화 지방의 콜레스테롤이 심혈관 질환의 주요 원인이다(1984년 타임지).

◀ 포화 지방이 심혈관 질환을 일으킨다는 주장은 근거 없다(2014년 타임지).

Q14

저탄고지 식단이 골다공증을 유발한다던데, 출산을 앞두고 계속해도 될까요?

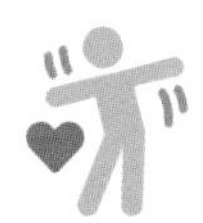

저탄고지 식단을 하면 혈액이 산성화되고 뼈에서 미네랄이 빠져나와 골다공증에 걸릴 수 있다는 얘기가 떠돌고 있습니다. 그런데 이 주장은 틀렸다는 것이 여러 연구 결과로 증명되었습니다.

우선 정상 상태에서는 사람이 먹는 음식 때문에 혈액의 산도가 바뀌지 않습니다. 혈액의 산도는 아주 좁은 범위에서 단단히 조절되고 있으며, 그렇지 않다면 인간은 금방 죽게 될 것입니다.

연구 결과, 몇 년씩 저탄고지 식단을 계속한 사람의 골밀도에 어떤 영향도 없나는 사실이 밝혀졌습니다. 단백질을 많이 섭취하는 사람의 뼈가 더 튼튼하다는 연구 결과도 있습니다. 그럼에도 불구하고 이처럼 잘못된 주장이 나오는 것은 '단백질 함량이 식단을 하면 혈액이 산성화되니 뼈에 나쁜 영향을 줄 것'이라는 잘못된 추측을 기반으로 가설을 세웠기 때문입니다.

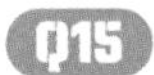

6세 아이가 저탄고지 식단을 해도 괜찮을까요?

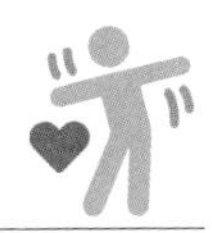

6세 정도면 대사와 면역이 막 갖추어지기 시작하는 시기입니다. 이 시기에 육체적인 성장, 뇌의 발달, 면역의 발달이 더디다면 저탄고지를 해보세요. 저탄고지 식단이 성장, 면역 발달, 집중력 향상 모두에 도움이 됩니다. 다만 탄수화물 제한을 엄격하게 할 필요는 없습니다.

아이들에게는 당분이 많이 든 간식을 제한하고 저녁에 필요 이상으로 탄수화물을 먹지 않는 것만으로 충분합니다. 성장기의 아이들은 대사가 빠르기 때문에 잠자는 동안 케톤이 생성된답니다.

그러니 평상시 바른 식습관을 가질 수 있도록 가정에서 가공식품보다는 고기와 채소 같은 자연의 음식을 먹고, 간식을 줄이고 끼니때 충분한 영양소를 섭취할 수 있는 환경을 만드는 것이 중요합니다.

영양소가 충분한 한 끼를 제대로 먹으면 간식을 덜 먹게 됩니다. 아이들은 식사를 잘 챙겨 먹는 습관만 들여도 저탄고지 식단의 효과를 충분히 볼 수 있습니다.

Q16

저탄고지 다이어트 중에 치팅은 어느 정도까지 허용되나요?

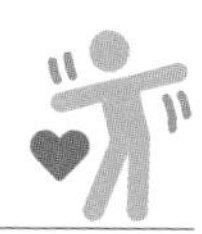

저탄고지 식단을 시작한 뒤 첫 2~3주 동안은 '가능하면 치팅 금지!'입니다. 몸이 케톤체에 적응하는 시기에 치팅을 하면 빠르게 키토시스 아웃 상태가 될 수 있고, 다시 키토시스 상태로 진입할 때 키토 플루 등의 초기 부작용을 다시 겪을 수도 있기 때문입니다.

저탄고지 식단을 해서 인슐린이 안정된 상태에 접어들었는데 갑자기 고혈당 치팅을 하면, 급격히 올라간 혈당을 바로 처리하지 못해서 열이 오르고 으슬으슬 추워지는 혈당 플루 증상이 나타납니다. 몸에 이상을 느껴 '안 되겠다' 싶어서 다시 저탄고지 식단으로 돌아가면, 이번에는 키토시스 상태에 진입하면서 키토 플루 증상이 나타나죠. 이처럼 키토시스 인-아웃을 반복하면 우리 몸이 어느 쪽에도 적응하지 못하는 부적응 상태에 놓이고 맙니다.

키토시스 초기가 지난 뒤에는 가벼운 치팅이 도움이 될 수도 있습니다. 심리적으로 저탄고지 식단을 지속할 수 있는 보상이 되기 때문입니다. 단, 실수하지 않도록 계획을 세워서 치팅할 것을 권합니다. 그리고 저탄고지 식단을 오래 유지하는 상태에서는 가벼운 치팅만으로는 키토시스 인-아웃을 급격하게 오가진 않습니다.

| 여기서 잠깐! |

1. 탄수화물을 너무 엄격히 제한하다 보면 스트레스 때문에 치팅을 자주 할 수 있습니다. 그럴 바에야 차라리 평상시 탄수화물 허용치를 조금 늘리는 것이 실수를 줄이는 방법입니다.

2. 체중 감량이 정체되는 시기에는 치팅이 대사를 흔들어 주는 역할도 합니다. 식욕과 관련된 호르몬에 영향을 주어서 정체기를 벗어나는 데 도움이 될 수 있습니다.

3. 치팅 한 번으로 갑자기 체중이 크게 늘거나 건강에 이상이 생기지는 않습니다. 그러니 계획하지 않은 치팅을 했다고 자책할 필요 없습니다. 자기 질책은 스트레스로 이어지는데, 치팅보다 스트레스가 더 안 좋다는 점을 명심하세요. 다이어트는 다시 시작하면 그뿐입니다.

치팅에 너무 죄의식을 가질 필요는 없어요.
스트레스가 제일 나빠요!
다시 시작하면 그만입니다!

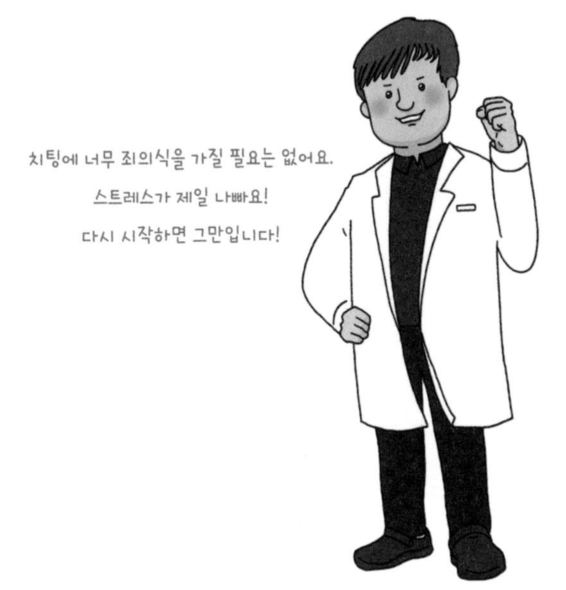

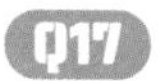

체중 감량을 위한 저탄고지 초기에 유제품을 제한하는 이유가 궁금합니다

유제품은 저탄고지 식단에서 제한해야 하는 식품은 아닙니다. 문제는 유제품은 포만감이 크지 않기 때문에 한번 먹기 시작하면 많은 양을 먹게 된다는 데 있습니다. 상담자 중에 250g 용량의 버터 0.5~1개를 매일 꾸준히 먹는 사람이 있었는데, "살이 안 빠진다"고 호소하기에 "더 안 찐 것이 다행"이라고 말해준 기억이 납니다.

저탄고지 식단 초기에는 지방 대사가 아직 활발하지도 않은데 유제품을 많이 먹으면 살이 잘 안 빠지는 것이 당연합니다. 또한 체질적으로 유제품이 맞지 않아서 알레르기 반응을 보이는 사람도 의외로 많은 편인데, 이런 경우에는 유제품이 몸에 부담을 줘서 원활한 대사를 방해하는 원인이 됩니다.

저탄고지 식단 초기에는 고기나 달걀, 채소 등 포만감 있는 식재료로 충분히 영양을 채워주세요. 이후 지방 대사가 원활한 상태가 되면 유제품을 먹어도 양을 적절히 조절할 수 있을 거예요.

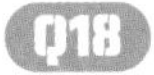

당뇨병이 있는데, 간단키토를 해도 몸에 무리가 안 될까요?

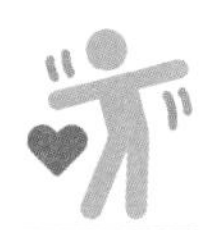

간헐적 단식과 저탄고지 식단은 오래 복용하던 당뇨병 약까지 끊을 수 있게 해주는 아주 효과적인 식단입니다. 합병증이 없는 초기 제2형 당뇨라면 바로 식단을 시작하면 됩니다.

하지만 이미 당뇨 합병증을 겪고 있거나, 제1형에 가까운 당뇨병을 앓고 있다면 반드시 식단 전문가 및 의료진과 상의해서 저탄고지 식단을 하는 것이 안전합니다.

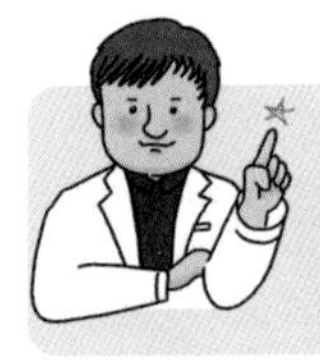

당뇨병이 많이 진행되어 합병증을 앓고 있거나 제1형 당뇨병을 앓고 있다면 반드시 의료진과 상의한 뒤 저탄고지 식단을 진행해야 합니다.

Q19

체중을 감량하려면 반드시 간헐적 단식과 저탄고지 식단을 병행해야 되나요?

간헐적 단식과 저탄고지 식단을 병행하면 체중 감량이 더 효과적일 수는 있습니다. 체중 감량의 관점에서 보면 간헐적 단식을 먼저 시작했거나 저탄고지를 먼저 시작했거나에 관계없이 한 가지를 하다 하나를 더하면 시너지 효과를 낼 수 있기 때문이죠.

하지만 중요한 것은 자신의 몸 상태에 맞게 선택해야 한다는 점입니다. 식사 시간을 제한하여 공복 시간을 갖는 간헐적 단식이나 먹는 음식의 종류를 바꿔야 하는 저탄고지 식단, 모두 익숙하지 않은 식단이므로 초기에는 둘 다 스트레스로 작용할 수 있습니다.

한 가지만 하든 두 가지를 병행하든지 간에 몸에 무리가 가지 않는 선에서 적절한 선택을 하는 것이 중요합니다. 이 말은 하나를 선택하라는 의미가 아닙니다. 간헐적 단식도 단계적으로 진행하고, 저탄고지 식단도 자신의 몸 상태에 맞게 잘 조율해야 한다는 의미입니다.

체중 감량은 몸이 건강해졌을 때 보너스처럼 따라오는 것이라고 생각하면 좋겠습니다. 급격히 뺀 살은 급격히 다시 채워지기 마련입니다.

간헐적 단식과 저탄고지 식단을 병행하면 상대적으로 체중 감량 속도가 빨라질 수 있습니다. 하지만 체중 감량은 계단형 그래프를 그리듯 움직인다는 것을 명심하세요. 우리 몸은 일정한 범위 내에서 안정적으로 유지하려는 항상성을 가집니다. 현재의 몸무게를 유지하려는 항상성 때문에 체중 감량은 정비례 직선처럼 움직이지 않습니다.

그래서 누구나 정체기를 겪는데 이때를 슬기롭게 넘겨야 합니다. 이 정체기에 조급함이 생겨 식사량을 줄이거나 끼니 수를 아예 줄여버리는 사람들이 있습니다. 이것은 결국 저칼로리 다이어트와 다를 바 없습니다. 이런 선택을 하는 이유는 간헐적 단식이나 저탄고지 식단이 우리 몸에 작용하는 원리를 제대로 이해하지 못했거나, 조급한 마음에 초심을 잃었기 때문이라고 생각합니다.

"잘 먹어야 잘 빠집니다." 간헐적 단식이나 저탄고지 식단을 설명할 때 적게 먹으라는 말은 없습니다. 건강한 식재료로 만든 좋은 음식을 충분히 섭취해야 에너지가 샘솟고 몸이 제대로 굴러갑니다. 영양소가 부족한 상태가 되면 대사율을 떨어뜨려 생존에만 급급한 몸이 된다는 사실을 다시 한번 기억하길!

| 여기서 잠깐! |

항상성(homeostasis)은 생물체가 내부 환경을 일정한 범위 안에서 유지하려는 경향을 말합니다. 다양한 외부 변화에도 불구하고 생물체가 자신의 내부 조건을 안정되게 조절하고 조율해서 생명 활동을 최적으로 유지할 수 있도록 하는 능력을 설명하는 개념입니다. 항상성은 체온 조절, pH 균형, 수분 균형, 혈당 조절 같은 여러 생체 기능들을 포함합니다. 예를 들어, 체온이 너무 높아지거나 낮아질 경우, 우리 몸은 땀을 흘리거나 오한을 느끼는 등의 반응을 통해 체온을 정상 범위로 조절하려고 합니다. 이처럼 항상성은 생명체가 생존할 수 있는 조건을 유지하는 데 반드시 필요한 생물학적 과정입니다.

Q28

매일 하는 간헐적 단식보다 3일 이상 단식하면 체중 감량이 더 빠를까요?

단식이 익숙하지 않은 상태에서 강도 높은 단식을 하면 우리 몸이 비상 상태에 돌입하기 때문에 갑상샘 기능과 대사에 이상이 올 수 있습니다. 렙틴 저항성이나 호르몬 문제를 야기할 수도 있고요. 이렇게 되면 기능 회복에 시간이 오래 걸려서 빨리 살을 빼려다가 오히려 목적지에 더 늦게 도착하는 상황이 벌어집니다.

장 해독 등 특별한 목적이 아니라, 오로지 살을 빼기 위한 목적이라면 간헐적 단식으로도 충분하다고 생각합니다. 3일 이상 굶으면 우리 몸은 기아를 대비한 비상 체제에 돌입할 수 있음을 잊지 마세요.

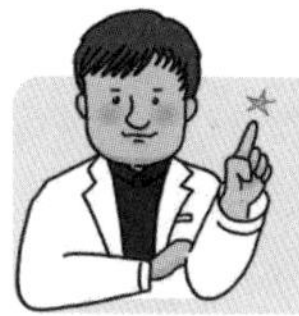

급하게 뺀 살은 급하게 다시 채워집니다. 잦은 다이어트로 스트레스가 많은 상황이라면 더욱 주의해야 해요.

Q21

간헐적 단식에서 아침을 거르는 것과 저녁을 거르는 것 중 어떤 게 좋을까요?

현대인의 생활에서는 아침을 거르는 편이 훨씬 쉽다고 생각합니다. 대개 근무 시간이 오전 9시~오후 6시이므로 하루 두 끼 식사를 한다고 했을 때 낮 12시쯤 점심 식사를 하고 오후 7~8시쯤 저녁 식사를 하면 자연스럽게 16:8 간헐적 단식이 가능합니다. 아침을 반드시 챙겨 먹던 사람이 아니라면 비교적 지속하기 쉽다는 장점도 있습니다.

하지만 근무 시간이 일반적이지 않거나 1일 1식 또는 다른 단식 프로그램을 고려하고 있다면 자신이 처한 상황에 맞게 선택하면 됩니다.

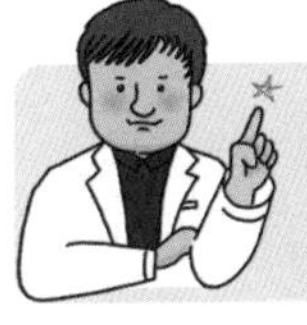

단식 프로그램은 자신의 상황에 맞춰 정하세요. 많은 사람이 하는 16:8 간헐적 단식이 꼭 내게 맞는 방법은 아닐 수 있어요.

Q22

간단키토가 치매 예방에 좋다고 하는데, 근거 있는 얘기인가요?

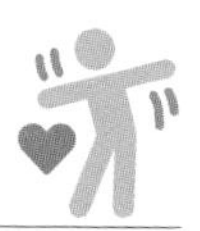

간이나 근육 같은 조직에 인슐린 저항성이 생기는 것처럼 뇌에도 인슐린 저항성이 생길 수 있습니다. 그리고 인슐린 저항성은 치매를 유발하는 중요한 원인 중 하나라고도 볼 수 있습니다. 그래서 치매에 '제3의 당뇨'라는 별명이 붙기도 했지요.

뇌에 인슐린 저항성이 생기면 노화의 속도가 빨라지며 단기 기억에 문제를 일으킬 수 있고, 인슐린 저항성 상태가 장기화하면 장기 기억까지도 손상시킬 수 있습니다.

가장 흔한 치매로는 알츠하이머병이 있는데 알츠하이머병은 뇌에 아밀로이드 베타 펩타이드(Aβ 펩타이드)라고 부르는 단백질 조각이 축적되면서 발병합니다. 인슐린 분비가 늘면 Aβ 펩타이드의 축적도 늘어나는 것으로 알려져 있습니다. 과잉 탄수화물로 혈당치가 올랐을 때 인슐린의 명령으로 지방을 내장에 저장하면 내장 지방, 간에 저장하면 지방간이 되는 것과 같은 개념으로 생각하면 쉽게 이해될 것입니다.

따라서 혈당치와 인슐린 수치를 낮추는 것은 치매 예방에 매우 큰 도움이 됩니다. 특히 코코넛유, MCT 오일 같은 순도 높은 포화 지방은 뇌의 대사를 원활하게 할 뿐만 아니라 치매 치료에도 효과가 있는 것으로 알려져 있으니 적극 활용하기 바랍니다.

Q23

체중 감량 측면에서 운동의 효과는 미미하다는데, 운동을 꼭 해야 하나요?

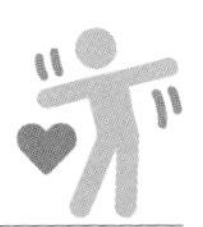

운동 없이 살을 뺄 수 있다는 데 큰 매력을 느껴 간헐적 단식이나 저탄고지 식단을 선택한 분들이 많을 것입니다. 운동으로 칼로리를 소비해서 체중을 감량하는 것은 매우 힘든 일이기 때문이지요. 운동을 하지 않더라도 간단키토를 잘 실천하는 것만으로 체중은 감량될 것입니다. 하지만 운동을 했을 때 얻을 수 있는 이점을 생각해 보기 바랍니다.

인슐린 관리를 잘해야 건강하고 살찌지 않는 몸을 유지할 수 있다고 설명한 바 있습니다. 인슐린 저항성은 근육에도 생기는데 잘 움직이지 않는 생활 습관이 이를 초래합니다. 근무 중에 틈틈이 스트레칭을 하거나 가벼운 산책을 꾸준히 하세요.

또한 운동으로 근육이 생기면 포도당을 저장할 수 있는 창고가 커져 혈당이 체지방으로 저장되는 것을 어느 정도 줄일 수 있습니다. 이 밖에도 운동은 혈액 순환을 돕고 뼈를 튼튼하게 하고 피부 탄력을 높여주기 때문에 노화 방지 효과도 볼 수 있습니다.

평소 운동을 꾸준히 하는 사람은 심장 질환, 고혈압, 골다공증, 비만, 결장암 등의 발병률 및 사망률이 낮다고 합니다. 간단키토를 잘 해낼 수 있는 건강한 몸을 만들기 위해서 오늘부터 5장에 소개된 '아놀드 홍의 간단키토 평생 운동법'을 시작해 보면 어떨까요?

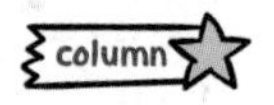

간단키토로 노화의 속도를 늦출 수 있다!

최근 독일 쾰른대학의 유전학 교실에서 노화가 진행되는 메커니즘에 대한 연구를 실시했다. 해당 연구를 통해 DNA가 RNA로 전사되는(transcription) 속도가 빨라지는 것이 노화를 일으키는 중요한 원인 중 하나라는 것이 밝혀졌다.

우리 몸의 DNA 정보가 인체에서 실제 기능을 하려면 RNA로 전사되는 과정을 거쳐야 한다. 이때 전사 속도가 빨라질수록 전사의 정확도가 떨어지고 불량 단백질 생성되는데, 이 불량 단백질이 세포 손상을 초래하는 원인으로 작용해 노화 속도도 빨라진다는 것이 연구의 핵심 내용이다.

DNA가 RNA로 전사되는 과정에는 Pol II(RNA Polymerase II, RNA 중합 효소 II)라는 DNA 정보를 스캐닝하는 효소가 개입하는데, 이 Pol II의 작용 속도가 노화와 큰 연관이 있다는 것을 확인한 것이다. 그런데 이 속도를 가속화하는 것이 바로 인슐린 호르몬과 인슐린 IGF-1(Insulin-like Growth Factor, 인슐린 유사 성장 인자)이다. 즉, 노화의 속도를 늦추는 키는 인슐린과 IGF-1의 시그널을 감소시키는 데 있다는 이야기다. 그리고 이를 감소시키기 위한 가장 쉬운 방법은 다음과 같다.

1. 인슐린을 자극하는 탄수화물(당질)의 섭취를 줄인다.

2. 공복 시간을 최대한 길게 갖고 소식한다.

그동안의 '소식하면 노화를 막고 장수할 수 있다'는 주장을 과학적으로 입증했다는 데 이번 연구의 의의가 있다고 하겠다. 그런데 그 방법이라는 것이 어떤가? 간단키토 그 자체이지 않은가!

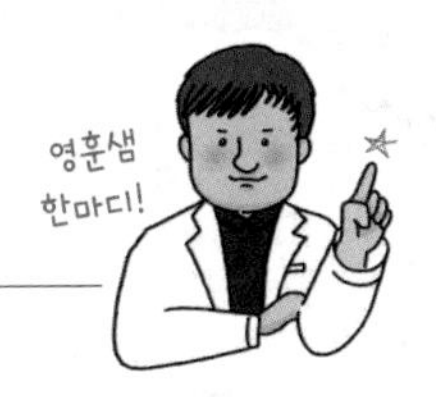

다음은 쾰른대학 유전학 교실에서 생쥐를 대상으로 한 실험의 결과이다. 생쥐에게 4주간 평소 섭취량의 70%만 먹인 결과 소식한 생쥐의 Pol II 작용 속도는 느려졌고, 수명은 크게 연장되었다. (단, 나이가 많은 생쥐의 경우에는 Pol II의 작용 속도가 증가하는 반대의 결과가 나왔다.)

생쥐 식이 제한 시 Pol II의 속도 변화

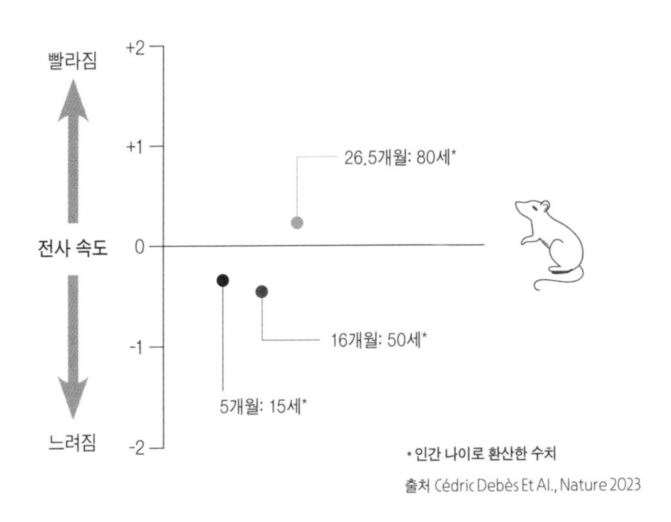

* 인간 나이로 환산한 수치

출처 Cédric Debès Et Al., Nature 2023

| **운동 동영상 모음** | QR코드에 접속해 동영상을 저장한 후 틈틈이 운동하세요.

운동보다 중요한 스트레칭

아놀드 홍의 1단계 레벨 1·2·3 운동법

지방 분해를 촉진하는 사칙연산 운동법

아놀드 홍의 2단계 레벨 1·2·3 운동법

옆구리살 빼기 운동법

아놀드 홍의 3단계 레벨 1·2·3 운동법

뱃살 제로 운동법

아놀드 홍의 4단계 레벨 1·2·3 운동법

하체 살 빼기 운동법

아놀드 홍의 5단계 레벨 1·2·3 운동법